分级诊疗政策效果评价的理论与实践
——整合医疗的视角

陈柯羽 著

孟 群 主审

科 学 出 版 社

北 京

内 容 简 介

世界范围内，医疗服务体系碎片化被认为是医疗服务获得良好健康结局的障碍之一，在实践中，建立分级诊疗体系是国际上多数国家整合纵向医疗资源、提高医疗服务效率所采取的方式。我国安徽省某市为改变县域内不同层级医疗机构诊疗量差距较大的现状并最终构建顺畅的分级诊疗体系，进行了医疗服务共同体建设的探索，为我国县域分级诊疗的推进积累了经验。本书对分级诊疗的评价体系及某市开展分级诊疗的案例进行了深入研究，对探索适合在我国推行的分级诊疗模式具有理论和实践意义。

本书内容涉及医学、管理学、医疗保险学等多个学科，可以为从事卫生政策研究、医疗管理、医院管理、医保管理等方面研究的科研人员、技术人员、管理人员、各大专院校相关专业师生等提供参考借鉴。

图书在版编目（CIP）数据

分级诊疗政策效果评价的理论与实践：整合医疗的视角 / 陈柯羽著. —北京：科学出版社，2022.7

ISBN 978-7-03-072419-9

Ⅰ. ①分… Ⅱ. ①陈… Ⅲ. ①医疗保健制度-研究-中国 Ⅳ. ①R199.2

中国版本图书馆 CIP 数据核字（2022）第 092904 号

责任编辑：陈会迎 / 责任校对：王晓茜
责任印制：张　伟 / 封面设计：有道设计

科 学 出 版 社 出版
北京东黄城根北街 16 号
邮政编码：100717
http://www.sciencep.com

北京虎彩文化传播有限公司 印刷
科学出版社发行　各地新华书店经销

*

2022 年 7 月第 一 版　开本：720×1000　1/16
2022 年 7 月第一次印刷　印张：10
字数：200 000

定价：108.00 元

（如有印装质量问题，我社负责调换）

前　言

世界范围内，医疗服务体系碎片化被认为是医疗服务获得良好健康结局的障碍之一。世界卫生组织（World Health Organization，WHO）认为，建立整合型或一体化医疗服务体系（integrated health care system）是有序组织和管理卫生服务，以适宜的方式为居民提供所需服务，从而使医疗资源的使用符合成本效果最大化的要求。在实践中，由于医疗服务组织和管理方式的差异，整合型或一体化医疗服务体系存在不同的实现途径，建立分级诊疗体系恰恰是国际上多数国家整合纵向医疗资源、提高医疗服务效率所会采取的途径。

由于历史、体制、机制等因素，我国医疗领域存在资源分布欠均衡、服务效率待提高的现状，而无序就医是目前我国医疗服务体系面临的挑战之一。安徽省某市为改变县域内不同层级医疗机构诊疗量差距较大的现状并最终构建顺畅的分级诊疗体系，进行了医疗服务共同体（简称医共体）建设的探索，为我国县域分级诊疗建设积累了经验。在此背景下，针对安徽省某市的案例研究对探索适合在我国推行的分级诊疗模式具有重要意义。

为科学构建适用于我国分级诊疗评价的理论分析框架和效果评价指标体系、深入研究安徽省某市分级诊疗建设的实际效果和现实意义，本书广泛查阅分级诊疗国内外文献，同时课题组于 2018 年先后两次赴安徽省某市调研，走访当地县乡村三级医疗机构（人民医院、市中医院、某镇中心卫生院、某镇卫生院和某村卫生室），搜集安徽省某市近五年年度工作总结和医改报告，进行了为期三年的通过理论研究指导实证研究，再通过实证研究验证理论研究科学性的研究过程。

本书在总结国内外多种卫生系统评价体系并借鉴管理学相关理论的基础上，构建了分级诊疗效果"结构—过程—结果"的综合分析框架和评价体系，再通过实证研究对其实现路径进行补充，作为本书分级诊疗效果评价的理论基础。

最终构建了涵盖"理论框架—实现路径—评价体系"的包含 3 个一级指标、12 个二级指标和 32 个三级指标的带权重的分级诊疗效果评价体系，其中"基层医疗机构中级以上卫技人员数占比"和"基层医疗机构诊疗量占比"两项指标权重值较高。

安徽省某市分级诊疗模式就是以医共体建立和医保基金预付制为核心的整合型医疗服务模式。安徽省某市分级诊疗模式的内在机制是通过相关政策包的推行来更高效地配置医疗资源，使其向基层倾斜，最终达到分级诊疗的效果。基于医疗资源整合的安徽省某市分级诊疗模式，以医共体的形式进行命运捆绑，以预付制的方式进行经济激励，同时建设卫生人力资源、卫生信息化等配套机制，激发了地区医疗服务体系活力，提升了地区医疗服务质量和利用率，增强了地区医疗服务连续性，提高了医保基金使用效率，降低了患者医疗负担。基于医疗资源整合的安徽省某市分级诊疗模式与当地社会经济文化情况相适应。安徽省某市分级诊疗模式激发了医务人员的积极性和主动性，为医务人员提供更广阔的发展平台，促使其主动成为医疗服务体系的基层"守门人"；安徽省某市分级诊疗模式的推行也为患者带来诊疗便利，便民惠民。研究发现，对基层医疗机构医务人员和患者加强分级诊疗的宣传是进一步推行分级诊疗的重要环节。

研究发现，推行分级诊疗一是要具有较高医疗水平的基层"守门人"；二是要充分发挥医保杠杆作用；三是必须具备完备的配套机制；四是所建立的卫生服务模式必须与当时当地的社会经济文化相适应。分级诊疗是医疗资源整合最终结果的体现。

分级诊疗的有效推行应在政府统一领导和宏观规划下，明确相关机构权责，分步骤进行基于医疗资源整合的分级诊疗模式建设，以医共体和医保预付制为核心，完善相关配套机制建设，这样才能有效保障其可持续发展。

在本书即将付梓之际，感谢国家卫生健康委员会体制改革司委托课题、世界银行贷款中国医疗卫生改革促进项目"基于整合型医疗服务体系的分级诊疗政策效果评价研究"为本书的深入开展提供支持；感谢我的博士导师孟群教授为本书研究方向把控、研究框架构建、研究内容确定、研究科学性严谨性把关所做的贡献；感谢我的师兄王帅为本书贡献了部分文字；感谢王亚东、韩优莉、张耀光、蔡玥、周小园、张兰娣、张柠等老师们为我课题的开展所给予的帮助；感谢我的父母和同学们！同时，谨向在项目立项到结题、书稿写作到出版的过程中做出贡献的所有人员，一并致以诚挚的感谢！

有一点感悟：只有领悟人间疾苦和生命之重者方能做好卫生管理！

筚路蓝缕、以启山林；砥砺前行、学无止境！

目　　录

第1章 绪 论

1.1 我国医疗卫生领域现状

中国改革开放 40 余年取得的成就举世瞩目，国家统计局官网数据显示，我国国内生产总值（gross domestic product，GDP）从 1978 年的 3679 亿元上升至 2020 年的逾百万亿元[①]，经济迅猛发展的同时，各行各业出台的一系列政策也影响着百姓生活。民生是社会平稳和谐发展的基础，医疗卫生事业事关百姓健康，是民生的重要内容。公立医疗机构作为基本医疗卫生服务的主要提供者，其改革成功与否，系关国民经济发展和国家财政负担，更与群众切身利益息息相关。公立医院改革作为医改的重难点，如何维护其公益性本质一直备受关注（王舒捷，2016）。党的十九大报告[②]对我国医药卫生体制改革、基本医疗卫生制度、医保制度、医疗服务体系、现代医院管理制度和基层医疗队伍建设都提出了较高要求。而现阶段，分级诊疗建设是发挥公立医院公益性和主体作用的重要形式。2009 年，我国推行新一轮医改，进一步把"维护人民健康权益放在第一位"[③]。新医改前，第三、四次国家卫生服务调查结果显示，经济因素是患者未获得及时诊疗的重要因素之一（卫生部统计信息中心，2005，2010）。鉴于此，新医改后政府每年对卫生领域的经济投入力度持续加大。新医改后第五年即 2013 年，《第五次国家卫生服务调查分析报告》结果呈现六大趋势（国家卫生计生委统计信息中心，2015），趋势之一是我国由城镇职工、城镇居民、新型农村合作医疗（简称新农合）和医疗救助保险种类构成的基本医疗保障制度逐步健全，前三种医保制度覆盖人口占调查总人口的 95.1%且报销比率均有所提高，尤其是新农合，五年来报销比率提高了近一倍。

基层医疗卫生服务体系是实施分级诊疗制度的重要基础，基层医疗卫生服务体系的完善与发展能够在一定程度上说明分级诊疗制度的推进情况。根据中国卫生健康统计年鉴的数据分析，2009～2019 年，基层医疗卫生机构获得的政府财政补助年均增长率为 22.8%，高于医院的 16.6%。平均每家基层医疗卫生机构的财

---

① 《2020 年我国 GDP 同比增长 2.3%，首超 100 万亿元》，https://m.gmw.cn/baijia/2021-01/18/1302048842. html[2021-01-18]。

② 《习近平在中国共产党第十九次全国代表大会上的报告》，http://cpc.people.com.cn/n1/2017/1028/c64094-296 13660.html[2017-10-28]。

③ 《关于公立医院改革试点的指导意见》，http://www.gov.cn/ztzl/ygzt/content_1661148.htm[2010-07-22]。

政补助从 2009 年的 3.1 万元增长到 2019 年的 22.5 万元。2009～2019 年，基层医疗卫生机构卫生技术人员数量的年均增长率（4.8%）低于医院（7.3%），但社区卫生服务中心（9.3%）、门诊部（14.8%）的年均增长率均高于医院；基层医疗卫生机构数年均增长率（0.8%）低于医院（5.4%），但社区卫生服务中心（6.2%）、门诊部（12.9%）均高于医院；平均每家基层医疗卫生机构的卫生技术人员从 2.1 人增加到 3.1 人，其年均增长率（3.9%）高于医院（1.8%），社区卫生服务中心从32.8 人增长到 43.4 人，卫生院从 24.9 人增长到 34.0 人；平均每个基层医疗卫生机构拥有的床位数从 1.2 张增长到 1.7 张，其年均增长率（3.2%）高于医院（2.7%），社区卫生服务中心从 19.4 张增长到 22.4 张，卫生院从 24.2 张增长到 37.3 张。社区卫生服务中心大专及以上学历占比、中级及以上职称占比分别由 2009 年的57.1%、30.0%增加到 2019 年的 77.6%、30.8%，卫生院则由 2009 年的 38.7%、15.1%增加到 2019 年的 60.8%、16.4%。

根据中国卫生健康统计年鉴数据分析，2009～2019 年，虽然医院诊疗人次增长速度、占比均高于基层医疗卫生机构，但诊疗人次的年均增长率中，社区卫生服务中心（10.2%）、门诊部（9.9%）高于医院（7.2%）；社区卫生服务中心的诊疗人次占比由 2009 年的 4.8%增长到 2019 年的 7.9%，门诊部由 3.2%增长到 4.1%，提示推动社区卫生服务中心建设、社会资本办医已产生积极效果。

《全国第六次卫生服务统计调查报告》数据显示（国家卫生健康委统计信息中心，2021a），居民县域内就诊占比达 87.0%（城市为 81.6%、农村为 92.8%），居民主要的看病就医问题基本上能在县域内解决。2018 年，普通感冒患者大部分在基层医疗卫生机构就诊的比例为 87%，基层医疗卫生机构在诊治常见病、多发病中发挥着重要作用。2018 年，84.0%的就诊者对基层门诊总体表示满意，表示不满意的就诊者仅占 1.1%，与 2013 年相比，对基层门诊总体表示满意的比例增加了 3.1 个百分点，认为基层医疗卫生机构就诊环境好、医务人员态度好、就诊花费不贵的比例均有所增加；住院患者的基层住院总体满意度为 83.3%，仅 1.4%的住院患者对基层住院总体不满意，与 2013 年相比，住院患者对基层的总体满意的比例提高了 7.3 个百分点，认为基层医疗卫生机构病房环境好、医护人员态度好、医护人员解释治疗方案清晰程度好、住院医疗花费不贵的比例均有所增加（国家卫生健康委统计信息中心，2021b）。

医务人员专题调查显示（国家卫生健康委统计信息中心，2021c），2018 年社区卫生服务中心和乡镇卫生院医务人员总体工作满意度高的比例分别为 55.1%、56.3%，与 2013 年相比，分别增加了 1.0 个百分点和 3.1 个百分点。社区卫生服务中心（36.3%）和乡镇卫生院（36.0%）感受到高水平管理支持的医务人员占比高于各类医院，与 2013 年相比，大部分被调查医务人员认为基层医疗机构就医环境、医疗设备、医疗技术水平、药品供应有所改善。

　　宏观层面，分级诊疗制度设计理念内含着医疗卫生资源在不同医疗机构之间重新配置的诉求（李闪闪和张新庆，2019），医疗机构之间协调联动有限（周宏伟，2021），政府应着重加强分级诊疗体系建设，推进利益共同体形成（丁岚等，2021）；而目前分级诊疗建设的难点在于基层医疗卫生机构的健康"守门人"作用长期得不到发挥，大型医院聚焦重症的职责分工体现不充分（梁万年等，2020）。微观层面，《全国第六次卫生服务统计调查专题报告》显示，向上转诊过程中，机构间协同评价最差的要素是上级医生重复基层医疗卫生机构已经完成的检查，其次是基层医生没有把患者的病情告知上级医生。整合现有的碎片化卫生服务，推动诊疗信息的共享是实现不同医疗卫生机构之间分工合作的重要基础之一。

　　国际经验表明，以初级卫生保健为主导的国家，其卫生系统总体绩效优于以专科建设为主导的国家，基层卫生体系健全的国家在人群健康结果、服务公平性及卫生费用控制等方面均具有较大优势（梁万年等，2020）。如何提升基层医疗卫生机构对于常见病、多发病的诊疗能力，如何提升基本医疗与基本公共卫生的协调性，如何规避医院对基层医疗卫生机构患者和医务人员的"虹吸效应"，如何保持医联体模式下基层医疗卫生机构的独立性仍是基层卫生服务体系发展过程中面临的重要问题。改变居民的就医观念问题主要体现在居民对政策知晓度低，对基层医疗机构认可度低（丁岚等，2021）。如何充分发挥需求型政策引导国民理性就医选择的促进作用应引起政府部门的高度重视（吴勤德等，2021）。基层卫生服务能力的提升有助于提升居民就医自主性与政策导向性之间的协调性。

　　研究表明，基于信息化的门诊分级诊疗模式有利于改善慢性病患者就医体验，提升就诊满意度，提高门诊工作效率（叶昱和万明，2021）。卫生健康信息化在支撑分级诊疗制度建设，缓解上级医院诊疗压力，促进优质医疗卫生资源下沉，增强基层医疗卫生机构服务能力的同时，也暴露出分级诊疗系统与日常诊疗系统存在割裂、基层信息系统之间缺乏互联互通与数据共享（特别是公共卫生与医疗信息）、分级诊疗信息系统（平台）缺乏业务监管、以健康为中心的分级诊疗服务流程有待优化等问题。

　　综上所述，新医改后逐步建立健全的基本医疗保障制度客观上释放了患者的医疗需求，新阶段疾病谱的改变、我国人口老龄化进程的加快、慢性病流行病学疾病经济负担的加重和人民群众与日俱增的对健康的渴求都对我国现阶段卫生服务体系所提供的服务模式、种类和质量提出了更高的要求。而当前医疗机构间没有明确的协作和转诊机制，公共卫生服务体系与医疗服务体系间缺乏交流互通，现行卫生服务体系为患者提供的服务缺乏整体性、连续性和协调性。种种现状表明我国卫生服务体系存在基层薄弱、转诊虚设、防治分离、管理体系碎片化等情况。以医院为主导、以疾病为中心、各医疗机构"自顾自"的低效服务模式难以满足人民群众的卫生服务需求，这既影响了居民健康的持续维护，也造成了卫生费用的过快增长。患者对医疗机构的趋高心态在新医改后并未改变。新医改后数年间,我国三级别医院的数量、年诊疗人次、住院和门诊次均医药费用变化数据表明,虽然全国一级、二级医院的数量远超三级医院,但就诊疗人次和次均费用而言,三级医院吸纳患者量和诊疗费用的能力远超一级和二级医院,医疗服务体系基层薄弱化现象仍然存在。

溯本追源,无序就医是这一现象的重要原因之一。在世界范围内,医疗服务体系碎片化被认为是医疗服务获得良好健康结局的障碍之一。WHO 认为建立整合型或一体化医疗服务体系是有序组织和管理卫生服务,以适宜的方式为居民提供所需服务,从而使医疗资源的使用符合成本效果最大化的要求。追求纵向整合,建构整合型医疗服务体系,从整体运营的角度提高效率和降低成本是国际公认医疗服务体系发展的趋势(赵琨,2016)。在实践中,整合型或一体化医疗服务体系可因医疗服务组织和管理方式的差别而导致实现路径的差异,但建立分级诊疗体系恰恰是国际上多数国家整合纵向医疗服务资源、提高医疗服务效率所采取的路径。医疗服务体系整合是现阶段我国医改的重要议题。

1.2　国际整合医疗和层级医疗开展现状

自 20 世纪 70 年代起,WHO 突破原有三级医疗服务体系概念,呼吁各国整合医院和初级医疗资源,发展基本医疗卫生服务,将常见病、多发病下沉至基层医疗机构,避免小病大治造成的资源浪费。2008 年《世界卫生报告》(WHO,2008)进一步提出应围绕患者需求建立整合型医疗服务体系。WHO 于 2015 年发布了加强以人为本的卫生服务整合(people-centered integrated care,PCIC)策略报告,以明确卫生服务整合的概念和目标。在 WHO 倡议、国际整合型卫生服务基金会(International Foundation of Integrated Care,IFIC)的技术支持下,从 20 世纪 70 年代开始,欧美发达国家审视自身医疗体系问题开始了对医疗资源整合的探索,美国的山际油区、英国西北伦敦地区、新西兰坎特伯雷区、西班牙巴斯克地区等多个卫生服务整合的试点地区纷纷涌现。国际上,和我国分级诊疗最为接近的概念是"三级医疗服务模式"和"守门人"制度(王虎峰和元瑾,2015;Scott,2001;Lennox et al.,1997)。英国是较早实现医疗机构分工与合作的国家之一。经过多年改革,完善了医疗机构的职能定位、资源配置、全科医生培训、强制首诊或转诊监督机制(张雪和杨柠溪,2015)。英国全科医生培训制度具有培训周期长(11 年)、准入考核机制严格、待遇优厚等特点。这一特点为保持基层医疗领域高素质人才和医疗水平提供了强有力的保障。英国实施强制社区首诊制,为此,英国政府采用初级保健信托(primary care trust,PCT)与全科医生的合作模式,将国家卫生预算资金的 3/4 直接分配给 PCT,PCT 作为第三方从医院和社区卫生服务中心购买医疗服务（Wilkin，2002）。如果英国居民想享受免费的医疗福利，他们必须遵循社区首诊制。德国在区域医疗的基础上，建立了数百个"区域医院服务体系"。各地区按照国家标准建立了四级医疗机构，包括高级医疗机构、中心医疗机构、跨社区医疗机构和社区医疗服务机构（陈焕生和于丽华，1997）。政府对四级医疗机构的规模、等级、功能和医疗设备进行了详细的界定。德国的全科医生培养制同样严苛，每个全科医生至少接受十年系统培养方能获得执业资格（戴莎白和黄晓光，2013）。在首诊制方面，德国在不限制患者选择全科医生还是私人诊所就诊的情况下，鼓励其至全科医生处就诊（格林格尔和苏健，2011）。德国的转诊制也是由低级别向高级别转诊，但严格的医保基金使用控制机制使得医院会对病情稳定的患者给予及时下转（Hansch and Fleck，2006）。在美国，医疗服务的主体是社区医院，其中一些社区医院的医疗水平很高，可以提供初级保健服务，甚至是三级医疗服务（亨德森，2008）。美国家庭医生接受专业和一般医疗培训的时间长达 8 年，取得专业资格后才能执业。美国还实行社区首诊制。医疗费用报销的要求必须是通过初级医生转诊到更高的医院，否则将完全自费（朗曼，2011）。近年来，世界各国都对自己的医疗体系做了改革，比较典型的有英国、美国、荷兰等，市场化与去行政化一直都是改革的焦点所在。

1.3 国内整合医疗和分级诊疗开展现状

1.3.1 国内整合医疗开展现状

20 世纪 80 年代，我国出现了整合医疗的雏形——医疗联合体；20 世纪 90 年代是整合兴起的阶段，出现了早期的托管、共建模式；21 世纪初快速发展，各类医疗集团层出不穷；近年随着国家卫生服务体系建设的加快，尤其是分级诊疗政策的引导，医疗资源整合在各地涌现。整合的外在动因有经济发展、医疗领域内竞争压力增大、疾病谱改变及患者对连续性医疗需求的增大等；内在动因有医疗机构间的优势互补、医疗机构降低成本的需要等。整合医疗也包括医保基金等医疗资源的整合，如三明市 2013 年组建了市医疗保障基金管理中心，以整合城镇职工、城镇居民和新农合三大医保，又在 2016 年，将中心升级为医疗保障管理局，使其合法和职业化，并扩大职能。这样针对医保经办流程和机构的整合为提高医保经办效率奠定了基础。2016 年，国务院出台《关于整合城乡居民基本医疗保险制度的意见》[①]，提出将城镇居民和新农合医保整合为城乡居民基本医保制度。2017 年，

[①]《人力资源社会保障部要求做好贯彻落实〈国务院关于整合城乡居民基本医疗保险制度的意见〉有关工作》，http://www.gov.cn/xinwen/2016-01/14/content_5032827.htm[2016-01-14]。

李克强总理提出的"整合城乡居民基本医保制度，财政补助由每人每年 380 元提升到 420 元"将城乡医保制度整合提升到了国家战略高度①。

医疗资源整合最常见的还是医疗机构整合，机构整合按形式可分为医共体、院办院管、医院托管、技术援助等；按方向可分为横向、纵向，横向整合能够发挥规模经济效应以降低服务成本提高整合后的整体效率，纵向整合能在不同层级间扩大服务范围增加服务连续性，详见表1-1。在我国，医疗机构的纵向整合更为常见，主要是通过建立服务网络，将纵向医疗机构实现管理的一体化、网络化和医疗资源的互联互通，将传统的治病模式变为全生命周期的健康维护，节约成本、传播医学知识，促进患者在医疗机构间有序流动，根本上解决"大医院总看小病"的问题。

表 1-1 医疗资源整合形式归纳

整合分类依据	整合名称	内涵定义
整合内容	管理整合	以所有权或经营权为生产要素的整合形式
	技术整合	以医疗技术互通为核心的整合形式
	筹资整合	以资金筹措和支付机制为要素的整合形式
	规范整合	以诊疗常规为基础的整合形式
整合对象	资源整合	以生产要素为融合基础的整合
	服务整合	以医疗服务环节为链接点的整合
整合路径	横向整合	同类同级医疗机构通过规模经济降低服务成本的整合形式
	纵向整合	通过层级兼容扩大服务范围提高服务连续性的整合形式
整合载体	实体整合	以具体的诸如资产或所有权等生产要素的整合
	虚拟整合	以卫生服务或管理流程为链接的整合

1.3.2 国内分级诊疗推进情况

目前，我国医疗领域就医的无序性和诸多因素有关，如现行的医保政策、医药制度、患者的就医习惯、医疗资源配置等。在此背景下，中央层面提出了新的医改方向：分级诊疗、双向转诊。分级诊疗是指患者按所患疾病的阶段、程度和种类进行分级就医和诊疗，首诊医疗机构级别的高低和疾病的难易相对应，并根据疾病的转归在不同层级医疗机构间有序转诊，实现从全科化到专业化的诊疗过

---

① 《李克强：城乡居民基本医保补助提高到每人 420 元/年》，http://lianghui.people.com.cn/%202016npc/n1/2016/0305/c402833-28173892.html[2019-02-02]。

程,并加入院前预防和院后康复,真正做到持续性健康维护。这种医疗服务模式的实质是通过配置医疗资源实现效率最大化。

分级诊疗的提出可追溯到国务院 2006 年发布的《关于发展城市社区卫生服务的指导意见》①,文件中有探索建立分级医疗和双向转诊的提法。与此同时,卫生部也尝试推行社区首诊制、大医院和社区医院的转诊制。新医改后,分级诊疗制度的建立受到进一步重视。2013 年,国务院办公厅发布《深化医药卫生体制改革主要工作安排》②,文件中有建立健全分级诊疗、双向转诊的要求。2014 年,李克强总理在第十二届全国人民代表大会第二次会议上提出必须完善分级诊疗体系③。"分级诊疗"成为新医改的"关键词"。2015 年是分级诊疗推行的关键年,国务院办公厅下发的《关于推进分级诊疗制度建设的指导意见》④明确提出了分级诊疗建设要求和考核标准。习近平总书记在 2016 年全国卫生与健康大会上的讲话⑤、国务院于 2017 年 1 月发布的《"十三五"深化医药卫生体制改革规划》⑥和国务院办公厅同年 5 月发布的《深化医药卫生体制改革 2017 年重点工作任务》⑦中,分级诊疗都被置于首要地位。新医改后国家层面出台的分级诊疗主要政策情况梳理见表 1-2。

表 1-2　国家层面发布分级诊疗相关文件梳理

发文单位	发文时间	文件名称	文号
中共中央、国务院	2009 年 3 月 17 日	《中共中央国务院关于深化医药卫生体制改革的意见》	中发〔2009〕6 号
国务院办公厅	2012 年 6 月 14 日	《国务院办公厅印发关于县级公立医院综合改革试点意见的通知》	国办发〔2012〕33 号
国家卫生和计划生育委员会	2014 年 8 月 29 日	《国家卫生计生委关于推进医疗机构远程医疗服务的意见》	国卫医发〔2014〕51 号

①《国务院关于发展城市社区卫生服务的指导意见》,http://www.gov.cn/zhengce/content/2008-03/28/content_6229.htm[2019-02-02]。

②《国务院办公厅关于印发深化医药卫生体制改革 2013 年主要工作安排的通知》,http://www.gov.cn/zwgk/2013-07/24/content_2454676.htm[2019-02-02]。

③《李克强:加强教育、卫生、文化等社会建设》,http://www.xinhuanet.com/politics/2014-03/05/c_119615186.htm[2019-02-02]。

④《国务院办公厅关于推进分级诊疗制度建设的指导意见》,http://www.gov.cn/zhengce/content/2015-09/11/content_10158.htm[2019-02-02]。

⑤《习近平总书记在全国卫生与健康大会上的讲话引起强烈反响》,http://www.xinhuanet.com/politics/2016-08/21/c_1119428119.htm[2019-02-02]。

⑥《国务院关于印发"十三五"深化医药卫生体制改革规划的通知》,http://www.gov.cn/zhengce/content/2017-01/09/content_5158053.htm[2019-02-02]。

⑦《国务院办公厅印发〈深化医药卫生体制改革 2017 年重点工作任务〉》,http://www.gov.cn/xinwen/2017-05/05/content_5191265.htm[2019-02-02]。

续表

发文单位	发文时间	文件名称	文号
国务院办公厅	2015 年 5 月 17 日	《国务院办公厅关于城市公立医院综合改革试点的指导意见》	国办发〔2015〕38 号
国务院办公厅	2015 年 9 月 11 日	《国务院办公厅关于推进分级诊疗制度建设的指导意见》	国办发〔2015〕70 号
国家卫生和计划生育委员会	2015 年 12 月 1 日	《关于做好高血压、糖尿病分级诊疗试点工作的通知》	国卫办医函〔2015〕1026 号
国家卫生和计划生育委员会	2016 年 8 月 19 日	《关于推进分级诊疗试点工作的通知》	国卫医发〔2016〕45 号
中共中央、国务院	2016 年 10 月 25 日	《"健康中国 2030"规划纲要》	
国务院	2016 年 11 月 8 日	《国务院深化医药卫生体制改革领导小组关于进一步推广深化医药卫生体制改革经验的若干意见》	
国务院	2017 年 1 月 9 日	《国务院关于印发"十三五"深化医药卫生体制改革规划的通知》	国发〔2016〕78 号
国家卫生和计划生育委员会	2016 年 10 月 18 日	《国家卫生计生委办公厅关于印发三级综合医院医疗服务能力指南（2016 年版）的通知》	国卫办医函〔2016〕936 号
国务院	2017 年 1 月 9 日	《"十三五"深化医药卫生体制改革规划》	
国家卫生和计划生育委员会	2017 年 1 月 23 日	《国家卫生计生委关于开展医疗联合体建设试点工作的指导意见》	国卫医发〔2016〕75 号
国家卫生和计划生育委员会	2017 年 2 月 9 日	《关于印发慢性阻塞性肺疾病分级诊疗服务技术方案的通知》	国卫办医函〔2016〕1414 号
国家卫生和计划生育委员会	2017 年 2 月 9 日	《关于印发乳腺癌和甲状腺癌分级诊疗技术方案的通知》	国卫办医函〔2016〕1446 号
国家卫生和计划生育委员会	2017 年 2 月 9 日	《关于印发冠状动脉粥样硬化性心脏病和脑血管疾病分级诊疗技术方案的通知》	国卫办医函〔2016〕1424 号
国务院办公厅	2017 年 4 月 26 日	《国务院办公厅关于推进医疗联合体建设和发展的指导意见》	国办发〔2017〕32 号
国务院办公厅	2017 年 5 月 5 日	《国务院办公厅关于印发深化医药卫生体制改革 2017 年重点工作任务的通知》	国办发〔2017〕37 号
国务院办公厅	2018 年 4 月 25 日	《国务院办公厅关于促进"互联网＋医疗健康"发展的意见》	国办发〔2018〕26 号
国务院	2020 年 6 月 11 日	《国务院关于落实〈政府工作报告〉重点工作部门分工的意见》	国发〔2020〕6 号

资料来源：国务院和国家卫健委官网

　　各地区卫健委官网资料显示，截至 2018 年 5 月，全国 31 个省、自治区、直辖市（除港澳台地区）及新疆生产建设兵团均已印发推进分级诊疗相关文件。研究发现（饶克勤，2018），各省区市对分级诊疗的考核评价普遍采用基层医疗机构诊疗量占比作为效果考核指标,在此基础上,统计数据显示,我国 2014 年至 2016 年基层医疗机构诊疗人次有所上涨,但仍明显低于三级医院。梁洁等(2017)的研究发现,与上一年同期相比,2015 年一级医院数量增速超过二、三级医院,但一级医院在诊疗量方面与二、三级医院差距明显。基层医疗机构依旧远落后于医院的发展,基层医疗机构诊疗量作为衡量指标显示,分级诊疗推进效果并不理想。

全国各省市推行分级诊疗的方法主要有利于使用医保杠杆:青海省是全国首用医保杠杆强制执行分级诊疗的省份(邢春利,2016)。北京在 2017 年 4 月 8 日进行的医药分开综合改革中将医保起付线向基层倾斜(肖婧婧,2017)。也有推行家庭医生签约制,如上海市著名的"1+1+1"模式,来增强和加固基层医疗(梁鸿和贺小林,2017)。还有组建医联体模式如北京市朝阳医联体、福建省尤溪县医共体等(叶龙杰,2017)。截止到 2017 年,江苏省组建医联体 40 余个(魏珂和宋宁宏,2017)。虽然各地区都纷纷响应中央推行分级诊疗模式的号召,但因地区经济、社会发展水平的差异,无论是事前的对分级诊疗的宣传、体制机制建设,还是事中约束和激励机制、转诊标准、配套政策,还是事后的监管机制都不十分健全,缺乏有效的问责机制、评价体系和监管手段。如何在我国建立科学的分级诊疗体系仍是一个值得深思的问题(王虎峰和王鸿蕴,2014)。

1.4　整合医疗、分级诊疗及医联体的关系

自从国内开始提医疗资源整合,"医联体"这个词就被广泛热议,顾名思义,医联体就是医疗联合体(李梦斐,2017)。目前在学术界,普遍将城市医联体称为医联体,县级市及以下的医联体称为医共体。习近平总书记曾提出,医联体是建设分级诊疗的抓手[①]。随着中央号召力度的增强,2017 年,仅河北省就建立了 168 个医联体(苏琳,2017)。在改革先锋安徽省,天长市在县域内形成了三个县域医共体,因成效显著被专家学者认为是整合型医疗服务模式的一个范本(刘喜梅,2016)。2014 年北京和睦家医院加入朝阳区北部医联体,说明不仅公立医院对发展医联体兴趣浓厚,民营医院对其也十分重视。北京和睦家医院院长盘仲莹(2014)认为,新医改背景下,医联体是医疗经济、质量和安全的联合体,最终目的是实现共赢。梁思园等(2016)的研究验证了医联体作为发展分级诊疗路径的有效性。林振威(2016)研究发现医联体是建设分级诊疗的抓手,需要内外因共同促进方能成型,但是成型后往往能增强医疗服务的有序性。

[①]《习近平总书记在全国卫生与健康大会上的讲话引起强烈反响》,http://www.xinhuanet.com/politics/2016-08/21/c_1119428119.htm[2019-02-02]。

如上文所述，建立分级诊疗是国际上多数国家整合纵向医疗资源、提高服务效率所采用的途径。分级诊疗就是通过整合各层次、各类别的医疗资源，实现资源共享，提供包括防、治、康在内的连续性健康服务。无论基于何种经济社会发展水平，无论依托何样筹资机制，世界各国均不同程度地建立了以确定首诊机构、组织各级各类诊疗机构搭建网络化关系为特色的分级医疗体系，以加强卫生服务体系的整合性，提高体系运行效率，改善健康效益，应对有限医疗资源和无限增长的医疗需求间的供需矛盾。唐闻佳（2017）认为，分级诊疗制度里有两个重要步骤：一是推进家庭签约服务以前移医疗服务内容；二是建立医疗联合体以提升医疗卫生服务系统的整体效应。医疗服务体系整合、分级诊疗和医联体的关系见图1-1。

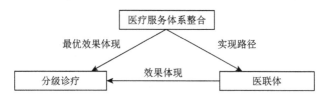

图 1-1 医疗服务体系整合、分级诊疗和医联体的关系

1.5 新冠肺炎疫情防控和我国分级诊疗建设

新中国成立至今，我国发生过几起危害人民生命健康并影响经济社会发展的疫情，如"SARS 疫情""甲型 H1N1 流感疫情""人感染 H7N9 禽流感疫情""新型冠状病毒肺炎疫情（简称新冠肺炎疫情）"等。2019 年末，新型冠状病毒肆虐全球，在此次疫情防控中，基层医疗机构发挥了极为重要的作用，全国范围内 400 多万名基层医疗卫生机构医务人员全出动、齐上阵，通过社区初筛，确诊再转诊，极大地缓解了大型医院面临的压力，提升了整体的工作效率。同时，疫情防控期间各级医院通过互联网实现预约挂号及互联网医疗等，既可以将有限的医疗资源倾斜于疫情防控，又可以减少患者在医院的等待时间和交叉感染的风险。

分级诊疗制度在突发疫情防控中的应用虽然颇有成效，但由于突发疫情的未知性，应用过程中也暴露出一些情况（王璐等，2021）。一是基层首诊难堪重任。基层首诊作为分级诊疗制度的基础，秉承群众自愿、政府引导的原则，鼓励并逐步规范患者先到基层医疗机构就医，如果疾病超出了基层医疗机构的就诊能力，基层医疗机构需为患者提供转诊服务。突发疫情后，患者人数呈爆发式增长，在社会依旧按部就班的就医环境下，由于基层医疗机构人才存量不足、质量不高，对突发疫情的防治没有足够经验，难以确保首诊的准确性，同时由于众多患者的

---

① SARS 是指 severe acute respiratory syndrome，严重急性呼吸综合征

就近就医，基层医疗机构人员工作强度变大、体力和精力耗损严重导致工作积极性差。基层医疗机构人才和人员的不足共同造成了基层医疗机构服务能力低下的局面。二是双向转诊亟待通畅。分级诊疗制度的关键是双向转诊渠道的畅通，在分级诊疗制度设计中，既有基层医疗机构的向上也有上级医疗机构的向下。但在突发疫情防控中，双向转诊并不通畅，主要存在两个问题：①系统化的双向转诊并未实现。患者在社区就诊不能得到有效诊治后，由于转诊渠道并不通畅，会进行自我转诊，但转诊的医疗机构是否是支持突发疫情防控的医疗机构，是否能有效防治突发疫情，患者并不清楚；②上转多，下转少。有研究表明双向转诊呈现严重非对称性现象，上转人数和下转人数之比至少在3∶1，在疫情防控中这一现象更加明显，甚至产生更高的比例。三是急慢分治难以落实。在当前分级诊疗实施中，急慢分治的"急"和"慢"没有严格与明确的标准，也没有强制实施的措施，造成了急重症患者和慢性患者都扎堆前往二、三级医院接受治疗。四是上下联动缺乏保障。在突发疫情防控中，分级诊疗制度暴露出的明显问题是法律的缺失，各级医疗机构上下联动得不到保障，缺乏统一的转诊标准，很难对医患双方甚至医保工作人员进行约束，没有使优质医疗资源得到有效利用，从而导致分级诊疗制度实施起来多有阻碍（陈智敏，2020）。

2020年2月14日，习近平总书记在中央全面深化改革委员会第十二次会议上指出，要持续加强全科医生培养、分级诊疗制度建设，科学精准打赢疫情防控阻击战，提高应对突发重大公共卫生事件的能力水平①。

为在全社会形成有序的诊疗格局，提高我国面对突发公共卫生事件时的危机管理和风险管理能力，可从以下几方面发力。

政府作为主要管理方，要凝聚共识，使人民群众意识到分级诊疗的优势。要发挥分级诊疗对公共卫生应急机制的积极作用就要强化对分级诊疗的政策宣传，提高患者对分级诊疗的认可度和满意度，在做出就医选择时更愿意遵守分级诊疗的要求。同时，政府应加大对传染病防治的宣传与教育力度，提高全民的公共卫生风险防控意识，建立健全对社会公众的重大疫情应对培训和演练机制，以增强社会的公共卫生应急响应能力。在公共卫生领域，我国已经有了良好的法律基础，但是在医疗领域，却几乎没有全国性的立法加以保障，而分级诊疗制度的遵循更是没有充分的法律依据——政策性的约束并不能达到理想的效果。为确保分级诊疗制度中上下联动得到保障，我们既需要在基层医疗机构制定周密详尽的刚性法律规定，又需要通过精密的制度设计来保证双向转诊的有效运行（刘政和严运楼，2020）。

医疗服务的供给方要改革以大医院为医疗服务体系的绝对核心，以治疗为主

---

① 《习近平主持召开中央全面深化改革委员会第十二次会议强调完善重大疫情防控体制机制》，https://baijiahao. baidu.com/s?id=1658526346022221666&wfr=spider&for=pc[2020-02-14]。

要手段的高成本医疗模式,同时要发挥基层医疗机构的健康管理和预防保健作用,构建以健康为中心的医疗卫生服务体系。在发生突发公共卫生事件时,医院贯彻分级诊疗能合理分配大医院和基层医疗机构的就诊患者数量,提高医疗资源的配置效率,进一步重塑医疗机构的功能定位。基层医疗机构承担起"守门人"的职责,满足患者对常见病、多发病及康复治疗的就医需求,针对目前居民对基层医疗机构的信任缺失问题,要完善基层的人才培养机制和激励机制,从而提升基层的医疗水平,使居民逐渐增强对基层医疗机构与全科医生的信任,引导居民在突发公共卫生事件中做到有序就医,筑牢第一道防线。

作为需求方的个人,在应对突发公共卫生事件时,要积极响应国家的号召,保持良好的心态。做好个人防护的同时要提高对信息的分辨能力,做到不信谣、不传谣,以免给民众带来不必要的恐慌。在就医时做出合理选择,不盲目崇尚综合医院的医疗水平,有意识地改变自身就医习惯,自觉遵循分级诊疗的要求,落实基层首诊。就医行为是一项双向沟通的过程,因此,从长远来看,患者要做到基层首诊还需增强对家庭医生、社区医疗服务中心的认同度,建立起相互信任的医患关系,以形成落实分级诊疗的内在动力,为公共卫生应急机制提供保障。

同时,必须建立双向转诊信息化共享平台,有了双向转诊的信息化共享平台,就能实现双向转诊上下畅通,尤其是在应对突发疫情防控过程中,可大大节约医疗资源,提高患者就医效率。此外,发展远程医疗和在线诊疗是落实分级诊疗制度的技术保障,也是确保在突发疫情防控期间其他患者急慢分治的重要途径。通过建立区域性医疗卫生信息平台、远程会诊和辅助诊断平台、医疗信息共享服务平台等多种信息化网络平台,可以推进远程医疗服务、网上预约诊疗、健康管理等服务功能,探索"基层检查、上级诊断"的有效模式,这样既能避免疫情防控期间其他患者就医时造成交叉感染,又能保证慢性病患者有药可用、有病可医。将公立医院互联网建设与基层医疗机构互联网建设相结合,这样既可避免互联网医疗成为医院与社区竞争的利器,又能实现首诊在基层医疗机构,转诊会诊在互联网(魏东海等,2021)。

1.6　整合医疗和分级诊疗研究现状

1.6.1　国际卫生政策评价

公共卫生政策评价是公共卫生政策制定过程中重要的一环。政策评价是指按照一定标准对政策效果、效益进行评价与分析(刘斌和王春福,2000)。英国和美国不仅在行政工作的同时进行政策评价,而且经常委托第三方组织进行客观评价。常见的第三方机构有美国审计总署(General Accounting Office,GAO)和世界银行等（储振华和任犹龙，2001）。美国的医疗卫生领域具有市场主导的特点，导致其医保具有追求商业效果而公平性差的特质，国家医疗保险质量认证委员会是专门从事医疗保险质量评估的机构。2006 年，在美国健康质量评估框架的四个维度中有 201 个指标，包括安全性和有效性（张朝阳，2008）。英国是一个具有一定福利性质的国家，它实施了一个普遍的卫生保健体系，也被称为国家卫生服务体系。英国医保制度评价的重点在于"改善卫生不平等，追求公平服务可及性"。2000 年，英国制定了包括健康状况改善、效果等在内的 6 大内容、51 项评价指标的制度评价指标体系（保宏翔，2007）。

卫生政策评价理论方面有著名的"贝内特层次"（Bennett，1976），可视为政策评价逻辑模型的先驱和分析雏形。斯坦福研究所（罗姪和蒋健敏，2011）提出了经典的利益相关者理论。利益相关者应该是所有能够影响或受组织目标实现影响的个人或团体。该理论一经提出，被广泛应用于战略和项目管理等领域。现已引入公共政策领域，用于分析组织或个人在政策决策和实施中的作用、行为及影响，成为重要的研究方法（胡坤等，2007）。

1.6.2 国内卫生政策评价

我国卫生政策评价起步较晚。1982 年，中国向世界银行提出了第一个卫生贷款项目"农村卫生和医学教育项目"。1984 年，世界银行批准了该项目，拉开了中国利用世界银行贷款改善卫生服务项目的序幕（张智若，2008），也促使国内卫生项目评价研究日渐成熟。卫生项目评价就理论而言有控制与反馈理论、可持续发展理论、动态管理理论、费用-效益分析理论等，方法论方面则有逻辑框架法、统计预测法、有无对比法和决策树等（黄德春，2003），而卫生政策评价和卫生项目评价在本质上有诸多共通之处。学者普遍认为，公共政策评价标准包括投入工作量、绩效、效率、公平性、执行力、社会发展等指标，其中公平与效率在卫生政策评价中得到广泛应用（亓晓等，2012）。亓晓等（2012）认为，在评价公共卫生政策时，首先要建立评价逻辑模型，确定评价目的，其次按照分析政策、确定评价目标、确定评价指标、设计评价、数据收集、数据分析和评价的步骤进行评价。霍振国等（2008）运用平衡计分卡法对新型农村合作医疗体系的运行效果进行评价，运用理论分析法和专家咨询法筛选出三级评价指标，构建新型农村合作医疗体系运行效果评价体系，采用层次分析法确定指标权重。杨兴怡等（2017）认为分级诊疗政策评价体系需包含分级诊疗运行的效果、效率、效益等内容。在卫生政策领域，分级诊疗政策的运行和评价体系的构建涉及多个利益相关方，包括医疗卫生服务的需方、供方、管理方和筹资方。所以在评价政策时必须在公平的前提下兼顾各独立的利益相关方进行分析，评价体系和指标的设计也尽量客观、全面。

1.6.3　整合医疗研究现状

梳理国内外文献发现国际社会对卫生服务整合的研究更偏重于理论，实证研究和效果评价不多见。另外，国际社会普遍以全科医生为诊疗基础，而我国缺少"守门人"制度和医师转诊协作制，故国际卫生服务整合的模式和策略并不完全适用于我国（王欣，2017）。吴春艳（2015）通过研究发现医疗资源整合能降低管理成本和促进医疗机构间技术交流，使诊疗效果得到提升，但整合也带来医疗费用上涨等问题。巴西在建立整合卫生保健网时，医疗系统市级分权管理模式、政府间权责不明和筹资无标准阻碍了保健网的建设。英国国家医疗服务体系（national health service，NHS）历史悠久，优点是成本低、效率高。NHS 所提供的服务涉及全科、急诊、社区卫生、精神卫生等多家机构，服务体系也存在碎片化现象。历经数次改革，服务重心不断下沉，服务方式不断整合。目前整合型保健已成为英国卫生战略规划的一部分，近年来大力探索与试点，收效显著。谢春艳等（2014）以牛津郡案例研究发现英国政府认识到整合和下沉医疗服务的重要性，于 2002 年将包括老年、残障人士等的整合保健信托引入 NHS，加强了彼此间的合作。给予我国的可借鉴经验是强基层，即注重发展社区卫生服务；服务的重心前移到院前，不治已病治未病；同时改变传统的医院主导的卫生服务为现代医学生理—心理—社会的诊疗模式（林伟龙，2015）。

在研究我国医疗资源整合的作用方面，刘丹（2014）发现完善、合理的医疗服务体系有助于提高医疗服务的连续性和卫生服务体系的运行效率。袁莎莎等（2017）研究纵向医疗整合体案例发现纵向整合模式可以改善基层医疗卫生机构的首诊性，但是连续性和三个延伸维度仍需进一步研究。王欣等（2015）运用社会网络分析方法对安徽省医疗资源整合程度不同的三个县开展研究，发现整合体的有效性与结构整合程度高度相关。项远兮（2015）运用聚类分析法、系统分析法和倍差法基于结构—过程—结果的乡村一体化管理理论，创建了 8 个维度 13 项指标的评价体系，研究了农村卫生服务资源整合，发现紧密型模式的整合作用相比较于松散型模式效果更好。在整合开展的必备要素方面，王欣（2017）基于社会网络视角，发现政府主导力、卫生行政部门对医疗资源配置能力及机构间的信任合作关系是推动卫生服务整合的因素，而卫生体系内得以开展机构间服务协作有以下三个条件：一是基层医疗机构接得住；二是高级别医疗机构愿意下转；三是患者能接受双向转诊。谢添等（2015）研究发现卫生局、县级医院（包括医务人员）、乡镇卫生院（包括医务人员）、医保部门和患者是农村县乡两级的医疗服务纵向整合核心利益相关者。魏明杰等（2017）运用探索性因子分析法研究发现在农村建立交流互通和激励约束机制、加强卫生信息化建设是整合成功的必备条件。有研究（WHO，2016）认为我国医疗资源整合还欠缺以下几方面：目前我国医疗服务体系与公共卫生体系分开，缺乏保证服务一体化的信息系统和促使供方之间相互联动的经济激励。对比国内外整合异同点方面，李梦斐（2017）对比了中西方医疗资源整合目的发现，西方国家整合医疗资源最终希望控制医疗费用，而中国整合医疗资源还是为了缓解"看病难、看病贵"现象。整合其他医疗资源研究方面，朱坤等（2018）分析了 2008~2015 年城镇居民和新农合医保筹资数据，发现两者筹资方式具有相似性——个人缴存占人均筹资额比例低于 1/4，此情况也是福建省三明市医保实现整合的前提。

1.6.4 分级诊疗研究现状

对于分级诊疗的定义，李玲（2018）、吕键（2014）和陈志仙等（2017）认为分级诊疗是以基层首诊、双向转诊与逐级分层为核心，通过优化卫生资源配置最大化利用卫生资源以达到上下联动、协同合作的一个过程。杨坚等（2016a）认为分级诊疗是以患者为中心的分级诊疗激励约束机制，内容是优化卫生服务体系和供给，最终目的是提高卫生服务体系效率、节约成本和控制费用。陈雨婷（2016）认为分级诊疗能为患者提供恰当的治疗。曾磊（2017）认为分级诊疗不仅解决患者看病方式问题，还代表着一种医疗制度和管理方式，是以价格政策、医保制度、人才引进和技术共享为保障，引导患者合理流动为目的，以各级医疗机构之间的分工合作为要求，达到有序分流患者、合理配置资源的效果，而实质是由政府牵头的对医疗资源进行整合的医改方法。赵要军（2016）从伦理学角度认为分级诊疗应更注重"人本位"思想，是一种以患者为中心的新型服务提供模式。上述学者对于分级诊疗的定义普遍提及其目的、过程和效果。

国内外层级医疗的实施情况、进度有别，研究着眼点也不相同，国外对于层级医疗的研究致力于效率的提升，而国内多聚焦分级诊疗推行的模式和路径、落实所需的政策机制和外在环境等。国内研究切入点可归纳概括为以下几类。

第一类通过对典型城市、地区分级诊疗施行状况开展实证研究，探索其实施效果、内部运行机制及面临的障碍。研究内容又可分为四大类：效果评估（曾磊，2017；李淼，2017；黄超，2014；杨莉，2017；郭伟，2017；温美林，2016）、制度模式归纳（陈雨婷，2016；朱韵雅，2016；程豪，2015；季慧敏，2016；王清波，2016）、问题和对策（王林浩，2015）及影响因素分析（张怡，2017）。温美林（2016）研究扬州市分级诊疗现状后认为基层医疗机构医疗设施和能力落后是阻碍基层首诊的最主要原因，而患者对首诊的认知程度低是制约分级诊疗推进的重要因素。陈天雄等（2017）研究广东省医疗机构诊疗量后认为应通过明确各级医疗机构功能定位、提升基层医疗服务能力等措施来提高基层医疗机构诊疗量。

第二类从推进分级诊疗过程中多数医疗机构采取的医联体的构建和发展现状入手（邢春利，2016；李梦斐，2017；林振威，2016；杜杏利等；2017），剖析其对分级诊疗的重要意义。普遍认为医联体是推动分级诊疗的强大助力，也有学者认为仅通过医联体的发展来推动分级诊疗并不全面。杜杏利等（2017）发现国外医疗机构定位明确、基层医疗人力资源充沛、医疗网络系统信息互认和区域医联体建设成熟为分级诊疗建设提供了保障。孟莛（2017）认为在医联体建立过程中不论资源的流动、薪酬的激励、绩效的分配、岗位的设置还是社会保险的缴纳都存在困难，紧密型医联体在处理这些问题方面有优势。汉业旭等（2018）认为医联体和分级诊疗是相辅相成的关系。

第三类是从分级诊疗制度构建角度去展开论述，如王虎峰和王鸿蕴（2014）、王虎峰和元瑾（2015）从构建分级诊疗制度、机制角度进行思考总结；王敏等（2017）研究了分级诊疗制度实施的障碍及应对策略；杨坚等（2016a，2016b）通过归纳各省份先后出台的分级诊疗文件，分析了不同省份分级诊疗文件中内容、内涵的差别。郑芸和农圣（2017）将分级诊疗体制机制建立概况为"体制设计、医保引导、补偿保效、教育激励保质和筹资保续"五点。另有学者从不同角度提出对分级诊疗体制机制完善的建议（吕键，2014；赵红艳等，2016；余红星等，2014；杨坚等，2017；贺永莲等，2017；龚长安，2016；王若蕾，2016）。

第四类研究主要聚焦医保政策。在分级诊疗实施过程中，社会医疗保险起到了重要的杠杆作用，高月霞（2014）、方少华（2014）、何秀芝（2015）分别从分级诊疗医保的实施路径、医保政策对医疗服务的影响及我国医保区域差距、影响因素与政策优化路径等去探究医保与分级诊疗的内在关系。

第五类研究聚焦分级诊疗信息化建设，对分级诊疗政策推行过程中所需的信息化资源进行概括并提出建议（李娟，2016；杜创，2016）。

第六类研究着眼于医改过程中尤其分级诊疗政策推行时的意识形态建设，如伦理学思考、公立医院公益性的体现等（唐绍军等，2017；孙辉，2014；靳薇，2015）。

另有学者从如何在分级诊疗背景下提高医院医疗、服务能力入手，阐述了公立医院、基层医疗机构、中医医院等在医改环境中的危机感和寻求发展的紧迫感，这类学者以卫生管理工作者居多，尤以公立医院院长的思考和所著最有深度和现实意义（翟晓辉等，2017；张雷等，2014；罗思仪，2016；杨雪琴，2016；温立新，2017；陈曼莉，2011）。

1.6.5　分级诊疗政策效果评价研究现状

政策评价源于20世纪六七十年代的美国，目的在于对政策已取得的效果、效益、效应进行评估以调整或制定新的政策。对于政策评价，各国都给予了充分重视，尤其英国、美国等发达国家，常委托第三方如世界银行和美国审计总署来进行评价，可对政策效果起到检验、提效和确定政策生命周期的作用（陈煜等，2008）。政策评价依托理论的种类也纷繁复杂，如控制与反馈理论、可持续发展理论、费用-效益分析理论等（黄德春，2003），评价成功与否与选用的评价方法是否正确息息相关（谢媛，2000）。经典的政策评价模型"过程、结果、影响"研究始于20世纪60年代后期，世界银行等组织也广泛采纳，将其运用于各种政策的计划、管理和评价中（杨雅南和钟书华，2013）。

卫生政策评价的对象即卫生领域出台的政策。国际并无与分级诊疗吻合的概念，参考卫生服务评价方面，美国2013年医疗服务效果评估内容有诊疗有效性、病人安全性、及时性、效率、医疗服务可及性及基础建设等维度；经济合作与发展组织（Organization for Economic Co-operation and Development，OECD）卫生服务评价从服务的效率、效果、安全性、反应性和可及性五个维度着手（杨兴怡等，2017）。参考卫生系统和绩效评价方面，比较知名的有OECD卫生系统和绩效评价框架、WHO卫生系统绩效评估框架、英国NHS的全民保健制度绩效评价和澳大利亚卫生系统绩效评价体系。2006年WHO提出了经典的"系统模块（building blocks）框架"，通过加强卫生系统来改善人群健康结果，也可作为评价分级诊疗的参考。国际机构与中国医改合作方面，2009年卫生部邀请WHO为中国设计了"全球视角下中国医药卫生体制改革监测与评价综合框架"，对分级诊疗制度的评价指标确定具有借鉴意义（胡善联，2010）。

具体到分级诊疗政策效果评价方面，因我国各省区市分级诊疗推进程度、方式和标准不统一，政策涉及面广，评价难度大。2015年，国务院办公厅印发了《关于推进分级诊疗制度建设的指导意见》提出到2017年分级诊疗建设的十条具体目标和试点工作的考核评价标准[①]。有实证调研发现分级诊疗实施效果还是呈现好的趋势（陈志仙等，2017）。王清波（2016）认为分级诊疗效果评价可以从基层首诊、双向转诊、服务的质与量、医疗费用和患者体验等方面进行。郭伟（2017）为研究我国分级诊疗开展的有效性，从医疗机构实施效率和患者满意度两个维度入手，运用数据包络分析（data envelopment analysis，DEA）方法和聚类分析法确定一个投入指标（床位数）和两个产出指标（门急诊人次数、出院人次数）作为评价指标。龚长安（2016）运用数据包络分析方法确定了执业（助理）医师与医疗卫生机构床位数两个投入指标和门诊人次与入院人次两个产出指标来评价我国分级诊疗服务体系的实施效果。但纵观国内外，没有针对分级诊疗政策效果的系统的全面的定量的评价研究，此空白亟须填补。

---

① 《国务院办公厅关于推进分级诊疗制度建设的指导意见》，http://www.gov.cn/zhengce/content/2015-09/11/content_10158.htm[2015-09-11]。

1.7 安徽省某市医改情况

安徽省某市分级诊疗模式取得的成绩是一系列政策叠加的结果。早在 2010 年，安徽省某市就施行了基本药物零差率销售的改革。改革后，基层医疗机构药品价格总降幅达 60%左右。转变医疗机构性质，由原先的差额事业单位转为政府举办的公益性事业单位，政府保障基层医疗机构的基本建设、设备购置、人员经费和公共卫生服务业务经费，实行收支两条线，切断了医、药利益链，改变了长期以来"以药养医"的旧疾。同时，整合全市基层医疗卫生机构：乡镇卫生院由原来 38 个整合为 14 个、社区卫生服务中心 2 个。结果显示：2010 年 1~5 月基层医疗机构人均住院费用同比下降 43.6%，次均门诊费用同比下降了 39.3%。创新用人机制，乡镇卫生院院长（社区卫生服务中心主任）均采取公开选拔、择优聘用，实行任期目标责任制。还从离退休人员中返聘了 42 名具有中高级职称的专业技术人员补充到医疗岗位。一系列举措下，卫技人员比例从原先的 75%提高到 87%。为调动医务人员积极性，推行财政包干体系和绩效考核制度——从 2009 年 10 月始兑现绩效工资。为配合省内 16 个县（市、区）推进县域医联体试点工作，实现向"90%的患者看病不出县"改革目标迈进，2015 年 7 月，安徽省某市制定出台临床路径实施方案和配套文件，县、乡两级医疗机构列出常见病、多发病的病种名单，牵头县级医院开始实施临床路径管理，并组建技术团队对口帮扶乡镇卫生院。这一系列前期工作为安徽省某市形成特色的分级诊疗模式奠定基础。

2016 年初，由安徽省某市市长担任主任的县级公立医院管理委员会（简称医管会）成立，其主要职责是对医改工作进行统一领导和部署，并由医管会出台一系列配套文件和政策。由市人民医院、中医院和民营医院牵头分别与 14 家乡镇医院、163 个村卫生室和 2 个社区服务中心，组成了三个医共体，推行"基层首诊、双向转诊、急慢分治、上下联动"的分级诊疗转诊工作。医共体内牵头医院为所辖医院提供技术支持、人才培养等帮扶，医共体内基本医疗资源共享。牵头医院施行临床路径下的按病种收费：将 200 个病种列入目录，设置了 247 个病种的 263 条临床路径，规定乡镇卫生院必须诊治的 50 种以上的病种。施行报销比例的倾斜：在乡镇卫生院就医，报销比例可以高达 90%；在村卫生室看病，基本不用花钱。其最大的亮点是将农保基金按人头总额预算付费，年底结余留用，超支由牵头医院弥补。年底的农保结余基金进行按比例在县级公立医院、乡镇卫生院、村卫生室间再分配。县域医联体内医疗卫生机构间的整体性和医保费用的预付制极大地激发了医疗卫生机构主动控费的积极性，引导医疗卫生机构从既往注重医疗服务转向防治结合。该方式又明确了医共体内，各层级医疗卫生机构的功能定位，控制患者流向域外，减少了县域外医保基金的过度使用。一系列政策措施推行后，两家县级医院的医疗费用增长得到有效控制，建立了医联体牵头医院帮扶基层医疗机构的帮带机制，也构建了牵头医院和基层医疗机构之间顺畅的双向转诊制度，县域内就诊率由 2014 年的 91.30%上升到 2016 年上半年的 92.20%，基层医疗卫生机构上转人次数和向基层医疗卫生机构下转人次数都远超往年，并出现下转人次超过上转人次的新现象。

从 2010 年基本药物零差率销售的施行、公益性管理机制的建立、基层医疗机构人员聘用制的推行、财政包干体系和绩效考核制度的实施、分病种临床路径的施行到 2016 年医保预付补偿机制的激励、医共体的建立、利益分配制度的形成……都从医疗、经济、社会等方面促使安徽省某市建立了全方位的、涉及利益各相关方面的分级诊疗模式。所以研究深、研究透这每一步政策推行的时间节点和在相应时间节点上起到的作用，对解析安徽省某市分级诊疗模式有着深层次意义，更能对其他县域整合医疗乃至城市医疗集团的整合起到参照、借鉴和启示作用。研究安徽省某市分级诊疗模式的内在运行机制是研究路径的第二步。诚如安徽省某市卫健委主任所说，安徽省的医联体与其他医联体最重要、最关键的区别在于"共同"一词："要让市级医院与基层医疗机构形成利益的共同体、责任的共同体、发展的共同体。"所以在外界目光看来，目前的安徽省某市分级诊疗最闪光的点是县域医疗一体化、医疗资源有效整合。虽然该市有三个医共体共存、共生、相互竞争，但是从县域内就诊率超过 90%来看，区域内医疗机构因为医疗质量、服务质量、转诊流程、报销比例等诸多优惠政策能很好地留住病人，转变混乱、无序的医疗格局。那么，如此井然有序的医疗格局，其内部的运行机制是什么？如何施行日常运作、如何处理内部利益分配、如何做到按照病种分级诊疗等都需要我们去深入解剖、挖掘、形成事实框架。安徽省某市分级诊疗模式被证实后的良好运行机制是研究的第三步。分级诊疗施行好的效果应该是"叫好又叫座"的，所以分级诊疗的示范模式应该既能获得医疗行业内专家认可、决策者支持，又能使百姓得实惠并真心拥护。安徽省某市县级公立医院的患者满意度 2015 年至 2016 年 6 月底上升了 0.5 个百分点，就患者满意度数据而言，其分级诊疗模式是成功的。但是事实情况是否确如数据显示，百姓是否确从医疗可及性增强、医疗效率提高方面获益，安徽省某市分级诊疗模式能否最终促进居民健康、让百姓有获得感值得进一步证实。再者，医共体涉及多个利益相关方，一味"迁就"患者的满意度并非长久之计，只有兼顾诸多利益相关方，达到各方获益、良性运作，互利互惠，共同发展才是安徽省某市分级诊疗模式长期运作的内在动力。通过证实的优秀的可行的安徽省某市分级诊疗模式才值得全国范围内医疗行业学习和借鉴（刘喜梅，2016）。种种措施之下，安徽省某市分级诊疗模式已见成效：县域内层级转诊人次数，乡镇卫生院门急诊和住院人次数均较往年有所提升，市外医保住院基金使用较往年下降，2017 年县域内就诊率达 92.34%，为全国医改事业尤其分级诊疗政策的推行提供了一个蓝本。

综上，安徽省某市探索的基于医共体整合的分级诊疗建设模式经验如下：一是县、乡、村三级医疗服务提供与分级诊疗结合；二是管理权限下放；三是集防治康一体；四是进行各层医疗机构捆绑，形成一个包括服务、管理、责任、利益和发展在内全方位的命运整合体，其中基金的预付制是关键。不可否认，仍有一些问题如怎样理顺医共体内不同级别医疗机构间的利益关系？医共体的整合模式是否会限制竞争？在医保基金管理方面，以总量控制的原则采取按辖区人口数预付的方式推进医保支付方式改革，医保基金打包支付后能否结余留用，遇到政策障碍如何处理？若患者在治疗过程中发生了县级以上转诊，其费用该如何结算？需要我们继续深入探索。

梳理国内外研究发现，针对我国分级诊疗政策效果评价的研究对促进我国医疗体制改革的创新、推动分级诊疗政策的施行起到了不可忽略的作用，但既往研究中的评价内容多聚焦于工作进展和成绩的自我描述，个别学者引入了量化指标，但多局限于上下转诊服务量和患者满意度这类指标上，缺少一个系统评价思路和体系，且存在两个方向值得深入研究：①分级诊疗政策有效运行的核心机理；②分级诊疗效果评价体系。正是在此背景下，本书聚焦我国分级诊疗政策，选取安徽省某市作为案例，深度剖析和发掘分级诊疗运行的内在机理，构建系统评价体系，全面评价安徽省某市分级诊疗运行效果，以归纳适合在我国推行的可持续发展的分级诊疗模式，为其他地区提供可借鉴性经验。

第2章 相关概念的界定及发展历程

2.1 整合型医疗服务体系、分级诊疗和安徽省某市分级诊疗模式概念的界定

2.1.1 整合型医疗服务体系的概念

整合型医疗服务体系是指将特定的医疗机构、医疗保险等服务载体相结合，通过合理配置资源实现医疗资源的均衡效率和规模经济，节约医疗成本，将断裂状态的服务衔接为一体，提供连续的、协调的卫生服务，达到提高人群健康水平的目的（赵琨，2016）。

2.1.2 分级诊疗的概念

分级诊疗是一种政府领导的各层级医疗机构参与的，以基层首诊、双向转诊、急慢分治、上下联动[①]为动态过程，以合理配置医疗资源和有序分流患者为追求效果，以为患者提供系统性、连续性、全生命周期的医疗服务为最终目的的"以人为本"的整合型医疗服务模式。

2.1.3 安徽省某市分级诊疗模式的概念

安徽省某市分级诊疗模式是一种以卫生领域人、财、物为整合对象的整合型医疗服务模式，而安徽省某市分级诊疗模式的内涵和机制将在下文研究过程中进一步提炼。

2.2 我国分级诊疗发展历史和国外层级医疗发展情况

2.2.1 我国分级诊疗发展历史

虽然分级诊疗政策在我国正式推行不久，但层级医疗在国内并非没有先例，甚至一度作为我国医疗卫生体系的闪光点享誉世界。

[①] 《国务院办公厅关于推进分级诊疗制度建设的指导意见》，http://www.gov.cn/zhengce/content/2015-09/11/content_10158.htm[2015-09-11]。

国务院发展研究中心社会部课题组（2017）在《推进分级诊疗：经验·问题·建议》中将分级诊疗制度分为四个阶段：需求抑制下较为严格的分级诊疗（1949年至20世纪70年代末），在需求释放和保障政策变化下逐步走向自由就诊（20世纪80年代初至2003年），试图建立分级诊疗体系但总体上没有大的改变（2003~2015年），把分级诊疗作为深化医改的重要抓手、推进力度开始加大（2015年以后）。谢宇等（2017）在《我国分级诊疗发展历程及政策演变研究》中将分级诊疗制度分为四个阶段：三级医疗服务体系和医保制度构建了分级诊疗格局的雏形（1949~1978年）、分级诊疗制度出现松动（1979~1997年）、分级诊疗制度的瓦解与重建探索（1998~2008年）、新医改以来重构分级诊疗制度的实践（2009年至今）。陈睿莹（2016）在《我国分级诊疗制度的历史演进及发展路径探析》中认为我国分级诊疗制度有两个重要的时间节点，分别是1985年和2008年，并以此为时间节点将我国分级诊疗制度划分为三个历史时期。

新中国成立后，我国层级医疗的发展可大致分为四个阶段。

第一阶段：计划经济时期（1949~1978年）。马克思（1961）所著《政治经济学批判》序言有言："经济基础决定上层建筑，生产力决定生产关系。"新中国成立之始，百废待兴、百业待举。当时社会经济水平总体落后，所以实行计划经济体制，政府对整个经济领域管控较严，医疗卫生业也不例外。不同层级医疗机构定位为公益性的以提高国民健康水平为最终目的的机构，为非营利性质，更加注重基层和农村医疗服务体系建设。最终，在城市形成了包括市、区两级医院及街道门诊部（所）的三级医疗服务和卫生防疫体系，在农村形成了包括县医院、乡（镇）卫生院和村卫生室的三级医疗保健网络。同时规定居民只能在所在片区医疗机构就诊，且必须基层首诊，若病情超出基层诊疗能力则必须办理转诊手续后才能至上级或外地医院就诊。严格的管控使得居民都遵从层级医疗制度，真正实现了分级诊疗，牢固的正三角卫生服务体系曾获得WHO的赞誉。

在医疗保障种类方面，我国在计划经济时期有三种医保：一是公费医疗，医疗经费源自国家财政拨款，主要服务对象是机关、事业单位人员等；二是劳保医疗，经费源自企业列支成本和利润提成，属于"单位保障"内容，对象是国有和部分集体企业职工；三是农村合作医疗，由集体和个人共同筹资，由赤脚医生提供基本医疗服务，主要保障农民。这三种医保的存在，使得就医有效分流，特别是农村合作医疗，虽然保障水平较低，但有效提升了全民健康水平，受WHO高度认可。农村赤脚医生作为我国医疗行业的"守门人"，提供了最基本的医疗服务，体现了分级医疗的理念。此时的"分级就医转诊制度"、基层"守门人"制度总体有效。至1976年，我国90%的农民参加了农村合作医疗，基本解决了我国农民缺医少药问题。计划经济时期的卫生体制建设为维护百姓健康做出了卓越贡献。

第二阶段：改革开放后的初步探索阶段（1979～1997 年）。改革开放后，社会主义市场经济思潮影响着各行各业。政府减弱了对医疗卫生事业投入力度；逐利思想占据意识形态领域。大医院有意扩大规模、拉大与基层医院的差距；大医院顺势造就的虹吸效应强烈地挤压着基层医疗卫生机构；跨区医疗不再受到限制；全民医保的推行又使得医疗服务需求进一步释放、患者医疗消费能力增强；医疗资源配置呈现分化趋势，医疗卫生体系出现"倒三角"现象——大医院门庭若市，小医院门可罗雀，患者"看病贵、看病难"现象加剧，计划经济时期建立的有序的分级医疗格局被打破。

此时，卫生行政部门开始意识到基层医疗建设的重要性，提出建立基层首诊制，试图稳住层级医疗格局。中央层面于 1997 年 1 月在《中共中央、国务院关于卫生改革与发展的决定》[①]中明确提出"基层卫生机构要以社区、家庭为服务对象，开展疾病预防、常见病与多发病的诊治、医疗与伤残康复、健康教育、计划生育技术服务和妇女儿童与老年人、残疾人保健等工作。要把社区医疗服务纳入职工医疗保险，建立双向转诊制度"。但文件发布后收效甚微。

第三阶段：1998 年新的医保制度建立至新一轮医改（1998～2008 年）。随着旧的医疗保障制度不再适用于新的社会形势，我国于 1998 年开始，先后建立了现行的三大医疗保障制度：城镇职工基本医疗保险制度、新型农村合作医疗保险制度和城镇居民医疗保险制度。覆盖城乡职工居民的三大医疗保险体系的建立开启了我国全民医保时代（高月霞，2014）。虽然新型医疗保障制度建立了，但是我国医疗服务体系仍然缺乏"守门人"制度，对参保人定点医疗机构的选择不加限制，分级诊疗格局被彻底打破，医疗资源配置"倒三角"问题进一步加剧。2003 年暴发的 SARS 让居民预防、卫生和健康被提升到了政治高度，中央层面重新审视、高度重视我国的医疗卫生体制建设。高燕妮（2010）认为，我国医疗卫生服务最终根据时代和社会需求摒弃了改革过度市场化的做法。中央层面在 2006 年发布的《国务院关于发展城市社区卫生服务的指导意见》[②]里首次提到"实行社区卫生服务机构与大中型医院多种形式的联合与合作，建立分级医疗和双向转诊制度，探索开展社区首诊制试点"，说明中央层面已初步形成了分级诊疗、双向转诊的意识，推进分级诊疗的思路也逐渐清晰。

第四阶段：2009 年新一轮医改推进至今（2009 年至今）。2009 年 3 月，中共中央、国务院向社会公布《关于深化医药卫生体制改革的意见》，拉开了我国新医改的帷幕。新医改无论是力度还是影响力都毋庸置疑，而在此过程中，分级诊疗

---

① 《中共中央、国务院关于卫生改革与发展的决定》，https://baike.baidu.com/item/中共中央、国务院关于卫生改革与发展的决定/1320309?fr=aladdin[2019-02-02]。

② 《国务院关于发展城市社区卫生服务的指导意见》，http://www.gov.cn/zwgk/2006-02/23/content_208882.htm [2019-02-02]。

的地位被一再提升，部分省区市结合公立医院改革进行了建设分级诊疗的探索。2015 年 9 月，国务院办公厅印发的《关于推进分级诊疗制度建设的指导意见》再次提出要"形成科学合理就医秩序，逐步建立符合国情的分级诊疗制度"[①]。自此，如何建立健全分级诊疗制度已成为深化医改的重要议题。各省区市也因此加大重视和推进力度。

2009 年新医改以后，分级诊疗制度重构和发展的新时期又细分为以下三个阶段。

概念重建阶段：2009 年的《中共中央、国务院关于深化医药卫生体制改革的意见》明确提出"逐步建立分级诊疗和双向转诊制度，为群众提供便捷、低成本的基本医疗卫生服务"。2011 年的《国务院关于建立全科医生制度的指导意见》（国发〔2011〕23 号）中提出"积极探索建立分级医疗和双向转诊机制"。2015 年的《国务院办公厅关于城市公立医院综合改革试点的指导意见》（国办发〔2015〕38 号）提出，"推动建立分级诊疗制度""构建分级诊疗服务模式""在试点城市构建基层首诊、双向转诊、急慢分治、上下联动的分级诊疗模式""完善与分级诊疗相适应的医保政策""试点城市要结合分级诊疗工作推进情况，明确促进分级诊疗的医保支付政策"。同年，《国务院办公厅关于推进分级诊疗制度建设的指导意见》进一步明确了对分级诊疗制度建设的指导思想以及目标任务，并强调要"提高基层服务能力"。

发展完善阶段：2016 年 8 月，国家卫生和计划生育委员会、国家中医药管理局印发《关于推进分级诊疗试点工作的通知》，确定了北京市等 4 个直辖市、河北省石家庄市等 266 个地级市作为试点城市开展分级诊疗试点工作，明确了推进分级诊疗制度建设的重点工作。全国卫生与健康大会上，习近平总书记指出，要"努力在分级诊疗制度、现代医院管理制度、全民医保制度、药品供应保障制度、综合监管制度 5 项基本医疗卫生制度建设上取得突破[②]。《国务院关于印发"十三五"深化医药卫生体制改革规划的通知》（国发〔2016〕78 号）中明确指出，"鼓励各地结合实际推行多种形式的分级诊疗模式，推动形成基层首诊、双向转诊、急慢分治、上下联动的就医新秩序""提升远程医疗服务能力，利用信息化手段促进医疗资源纵向流动""健全基于互联网、大数据技术的分级诊疗信息系统"。《"健康中国 2030"规划纲要》提出"全面建立成熟完善的分级诊疗制度，形成基层首诊、双向转诊、上下联动、急慢分治的合理就医秩序，健全治疗—康复—长期护理

---

①《国务院办公厅关于推进分级诊疗制度建设的指导意见》，http://www.gov.cn/zhengce/content/2015-09/11/content_10158.htm[2015-09-11]。

②《习近平总书记在全国卫生与健康大会上的讲话引起强烈反响》，http://www.xinhuanet.com/politics/2016-08/21/c_1119428119.htm[2019-02-02]。

服务链"。《国务院办公厅关于推进医疗联合体建设和发展的指导意见》(国办发〔2017〕32 号)提出,"不断完善医联体组织管理模式、运行机制和激励机制,逐步建立完善不同级别、不同类别医疗机构间目标明确、权责清晰、公平有效的分工协作机制,推动构建分级诊疗制度,实现发展方式由以治病为中心向以健康为中心转变",并明确了 2017 年和 2020 年的目标。

高质量发展阶段:2018 年后,对于分级诊疗制度建设的要求更为具体,如《国务院办公厅关于改革完善全科医生培养与使用激励机制的意见》《两部门关于进一步做好分级诊疗制度建设有关重点工作的通知》《国家医学中心和国家区域医疗中心设置实施方案》《国家卫生健康委办公厅关于开展社区医院建设试点工作的通知》《关于推进紧密型县域医疗卫生共同体建设的通知》等。《国务院办公厅关于印发深化医药卫生体制改革 2019 年重点工作任务的通知》指出,"指导各地以病种为抓手,明确不同级别和类别医疗机构的职责和功能定位,建立分工协作机制,促进分级诊疗"。2021 年 3 月,习近平总书记在三明考察时强调,要均衡布局优质医疗资源,做到大病不出省、一般的病在市县解决、头疼脑热在乡镇村里解决①。

中华人民共和国成立 70 多年,我国的医疗服务体系建设在曲折中前行。但是中央层面在面对我国十数亿人民的健康时从未掉以轻心,以一种"莫嫌海角天涯远,但肯摇鞭有到时"的信念总结经验、开拓进取,在无可完全借鉴的道路上探索着建立与此时最相容的医疗服务体系,守护百姓健康。

2.2.2　国外层级医疗发展情况

国外并没有与分级诊疗完全吻合的概念,最接近的是"三级医疗服务模式"和"守门人"制度。三级医疗服务模式是指三级医疗服务机构承担不同阶段和程度疾病的诊治。"守门人"制度是指全科医生对患者进行首诊和包括"上、下转诊"在内的转诊(王虎峰和元瑾,2015)。欧美发达国家经济发展水平较高、社会保障制度完备,较早进入老龄化社会,这些促使其在 20 世纪 90 年代中期就开始探索新型医疗模式——纵向整合医疗资源,并进行长期的理论加实证研究,反证了该模式的有效性,对照国内就是现在推行的分级诊疗模式(王林浩,2015)。本书将发达国家和发展中国家(根据 2017 年人均国民总收入和 GDP 界定)的医疗体制改革和层级医疗发展情况进行总结归纳,以期为国内分级诊疗建设提供可借鉴性经验(郑芸和农圣,2017)。归纳方法借鉴了郭岩(2003)《卫生事业管理》中的

---

①《促进优质医疗资源均衡布局、完善分级诊疗体系》,http://www.gov.cn/xinwen/2021-07/08/content_5623639.htm[2021-07-08]。

方法，从卫生事业所受的系统内、外的影响因素，包括政治和经济体制、人口状况、科技发展水平、管理水平等方面来分析。

1. 英国

英国位于欧洲大陆西北部，国土面积为 24.41 万平方公里。1948 年，英国成立了 NHS，为全体国民提供免费医疗服务，延续至今 70 余年。据 WHO 统计，2011 年英国卫生总支出占 GDP 的 9.4%。2006～2013 年，平均每万人拥有医生 28 人、护理及助产士 89 人和病床 29 张。

在层级医疗方面：英国 NHS 属于全覆盖、免费服务（税收为其主要筹资渠道）和高效益的国家福利体制与医疗服务体系。该体系层级医疗体现在初级保健团队是提供医疗服务的基本单位：提供医疗保健的全科医生和护士均常驻社区，每个初级保健团队约对应人口约 1 万人。由于全科医生要负责患者治疗的全过程，即使病人上转至二、三级医院也要随访参与患者的后续治疗，所以全科医师要具备较高的综合医疗能力，也造就了英国系统、严格的全科医生准入、考核和培养制度。一般疾病患者必须先至初级保健团队即社区卫生服务中心就诊，再根据病情需要转到相应一级医院就诊。二级医疗由医院托拉斯（Hospital Trusts）提供，这些医院托拉斯根据 NHS 法令和政策框架独立运作，受 NHS 执行委员会监督。二级医院对患者病情无能为力，则可将其转至附属于某知名学府，融医、教、研和预防为一体的教学医院（三级医院）诊治。社区卫生中心若认为患者病情复杂也可直接转至教学医院。这样的体制机制在推行过程中体制僵硬、效率低下、具有供方主导性等，导致英国在 1989 年进行了内部市场化的变革，改革内容包括分开医疗服务的购买和供给功能、确立内部市场这两大方面，同时将全科医生收入和绩效挂钩。改革后，供方原有的垄断模式被打破，竞争出现了。结果是有效控制了医疗支出占 GDP 比重，但患者满意度、候诊时间和诊疗质量并未有明显好转，英国的医改也并未止步（Enthoven，1991；Timmins，2010；蔡江南，2011）。

2. 美国

美国的主体部分位于北美洲中部，国土面积 937 万平方公里，截至 2021 年 2 月，人口总数为 3.33 亿人。美国在科研方面是世界强国之一。据 WHO 统计，美国 2011 年医疗卫生总支出占 GDP 的 17.7%，人均卫生支出 8467 美元。2006 年至 2013 年，平均每万人拥有医生 25 人、药师 9 人和医院床位 29 张。在医疗供给体制方面，美国医疗机构的一个特点是绝大多数是私营的：2009 年美国有 5795 家医院，其中公立医院占总数的 22.5%，私立非营利性医院占 50.4%，私立营利性医院占 17.2%，其余为精神病院和长期护理医院。美国医疗供给体制的另一特点是体系内部各自为营、协作不畅、效率低下。但美国医疗体制管理严格，医生每做一件事都有一个五位数字代码"当前诊治操作专用码"（current procedural terminologycode，CPT code），类似于我国的诊疗常规，可规范诊疗行为。美国医保筹资主要来源于三方面：政府、雇主和患者。真正为医疗买单的还是美国公民。美国医疗体制存在两大问题：一是医疗费用无论总数还是人均 GDP 占比都是世界第一，年涨幅超过 GDP 涨幅；二是约有 15%的美国人口无任何形式医保，这在发达国家中绝无仅有（张新宁，2017；黄翔宇和何克春，2017）。

在层级医疗方面：美国医疗机构从层级上分为两级，第一级为主要负责所管辖社区居民的常见病首诊和住院患者康复医疗的基层社区卫生服务机构；第二级为二级和三级医院，负责危急重症患者、专科患者及由基层社区卫生服务机构转诊患者的治疗。在医疗行为方面，美国层级医疗主要通过社区家庭医生首诊制分流患者和医保引导患者就医来实现的。美国于 1973 年实行管理式医疗，最常见的组织形式是健康维护组织（health maintenance organizations，HMOs），要求参保人就诊必须通过参加 HMOs 的医生，有序就医；20 世纪 90 年代，美国开始推行为患者提供连续性医疗服务的医疗服务整合体系（integrated delivery system，IDS）；2006 年，美国又提出以初级保健医生为核心，由医生团体、医院和其他医疗提供者自愿组成的医疗联合体，协同为患者提供连续性医疗服务的同时也能控费的医疗责任组织（accountable care organization，ACO），并于 2010 年将 ACO 引入联邦医疗保险计划。在医保方面，虽然美国医保并未实现覆盖全民，但医保组织对医院的制约度很大：严格规定医疗费用偿付标准，建立评判医疗资源使用率的标准，不同类别的就诊、检查等诊疗手段的差异很大，公民根据自身需要投保不同险种，随后保险公司将投保者分派定点医疗机构接受医疗服务，每位参保人配有一名家庭医生。保险公司为控费，致力于降低患者住院天数，严格规范患者在急性病医院（acute hospitalor short-term hospital）接受治疗的天数和后续治疗的方式。美国以疾病诊断治疗分类标准（diagnosis related groups，DRGs）作为医保报销凭证，有效规范住院周期和指征，利用经济手段制裁违反规定住院周期的患者。

美国分级医疗的优点在于市场化效率高，缺点是公平性差。

3. 德国

德国位于欧洲中部，面积约 35.7 万平方公里，人口 8322 万人（截至 2020 年）。德国在科研方面成就显著，有上百位诺贝尔奖获得者，物理、生理、化学、医学等领域成就尤其突出。德国的法定医疗保险制度（statutory health insurance，SHI）源于 1883 年帝国时期俾斯麦的社会保障法。德国政府向每位公民依法提供健康保险计划，但有条件者可选择退出该计划，另投私人险种。德国有 90%的国民参加了法定保险，8%的国民参加了商业保险和2%的人群（军人或警察等）享有免费医疗。2005年的德国医疗卫生体系支出中，政府和个人分别负担77%及23%，医疗支出约占GDP的11%。2005年，在医疗服务供给和管理方面，德国有2260家医院，千人床位6.97张，床位使用率达80%以上。德国的医院由公立医院、非营利医院和私营医院三者构成，前两者在数量上占主导地位。

在层级医疗方面：德国医生分为医院医生和诊所医生两种，诊所医生又分为家庭和专科两类，家庭医生就是全科医生。在德国，医院不能直接接受患者治疗，患者必须先到诊所接受治疗，只有诊所医生认为患者有必要住院治疗时，患者才能够凭转诊单前往医院治疗。此后，医院医生会根据患者病情确定治疗方案，若需住院治疗，则还需经过医疗保险公司审批。同时，全科医生培养是德国层级诊疗建设非常重要的环节，培养内容包括6年制学校教育、毕业后18个月实习医生培训、3年全科医生教育和终身继续医学教育。

从20世纪80年代开始，德国也先后就控费、促进竞争、提高公平性和扩大医保覆盖面进行了医改。德国医改对我国实行分级诊疗的可借鉴经验是：社会团结公平，制度设计完备，拥有强有力的由患者、医保机构、服务供方组成的监管机构——联邦联合委员会，政府职能"管办分离"的转变，医药分开，药品议价机制和医疗机构的竞争机制等（梁朝金等，2016；Henke et al.，1994；Stock et al.，2006）。

4. 日本

日本位于东亚，总面积37.8万平方公里，人口1.26亿人（2021年）。日本每年科研经费达1300亿美元，居全球第二。在医疗方面，日本虽饱受人口老龄化困扰，但在未建立家庭医生（或全科医生）制度或法律强制转诊制度的情况下，形成了具有日本特色的分级诊疗模式，使得其全国卫生费用支出仅占GDP的8%左右，不可谓不高效。

在层级医疗方面：日本具有与我国较为相似的社会背景。一是家庭医生、全科医生制度和法律强制的转诊制度都处于试点阶段；二是地区间差距较大；三是所实行的包括加强医疗机构职能分工和提高基层医疗服务能力等在内的层级医疗制度与我国情况类似；四是同样面临严峻的人口老龄化形势。其现行分级诊疗的主要措施有：首先，打破行政区划，根据人口、地理和交通状况，设定层级错位、功能协同的三级医疗圈。一级医疗机构以市町村为基础为居民提供门诊服务；二级医疗机构根据社会经济状况、人口密度、交通等因素择区而建为患者提供一般住院服务；三级医疗机构是以都道府县为基础区域的中心医院，提供高水平诊疗和高端住院服务，基本只提供转诊而不提供门诊类服务。其次，根据医院等级及功能将医院分类为特定机能医院、中小型医院等，职能定位丰富。为应对人口老龄化和疾病谱变化，医院将病床细分为以收治慢病为主的"疗养病床"和以收治急病为主的"一般病床"，规定相应的价格和患医护比例。最后，通过医疗价格和财政专项补助等措施，形成诊所间转诊、医院与诊所间双向转诊及医疗机构与养老康复机构间转诊三种形式，并严格规定转诊指征（王伟，2002；Ikegami，2006）。

5. 新加坡

新加坡是东南亚的一个岛国。2021 年国土总面积 728.6 平方公里、人口 568.6 万人。新加坡卫生部统计数据显示，截至 2020 年末，新加坡共有 19 家综合性医院、9 所社区医院、1 所精神病院，以及 1107 家牙医诊所和 259 家药房，共计 3.1 万张病床，8.7 万名医护人员。

在层级医疗方面：现在新加坡实行基层医疗、医院治疗和中长期护理三级医疗服务体制模式，这些服务由公立（public）、私立（private）和民间团体（people），即"3P"医疗机构提供。基层医疗服务中 80% 由私人诊所提供，另 20% 由政府综合诊所提供，二三级医疗服务供给结构则与此相反。新加坡有着严格的双向转诊制度，除急危重症，患者必须先到社区医院就诊，此后再根据患者病情进行转诊。为此，新加坡也详细地规划了医疗资源分布。医疗服务筹资方面，2015 年新加坡财政部数据显示医疗支出占 GDP 的 4%，在发达国家中属于较低水平，然而 4% 的医疗支出却实现了新加坡全民医保。新加坡的医疗保健制度简称为"3Ms"制度，包括雇主和雇员共同承担的保健储蓄计划（medisave）、针对个人重大疾病的健保双全计划（medishield）和"贫苦患者保护网"医疗救助基金（medifund）。新加坡医保储蓄制度依靠强制性保证实施，作为个人住院费用的保障。新加坡医疗体系的亮点之一是充分关注国民健康管理和疾病预防。新加坡私人医院也被纳入了医疗保障体系中，公立医院和私人医院之间存在竞争。新加坡医生收入较高，得以留住高素质人才。新加坡医疗体制成功也和其国民大多为从业人口不无关联，其缺点是覆盖面不足、成本较高及公立医疗机构财政负担偏重（Massaro and Wong，1995；Ham，2001）。

6. 韩国

韩国位于东亚朝鲜半岛南部，2021 年国土面积约 10.3 万平方公里，总人口 5200 万人。韩国非常注重科技发展。韩国科学技术企划评价院（Korea Institute of S&T Evaluation and Planning，KISTEP）的调查显示，韩国政府研发投入占 GDP 比重居 OECD 国家榜首。

在层级医疗方面：韩国几乎所有卫生服务均由私人医疗机构提供。政府将全国划分为中、大、全国三级医疗圈，提倡就近求医，即一般情况下先至一、二级医疗机构就诊，经这些医疗机构转诊后方可至第三级医疗机构就医。若不遵从，医疗费全部由本人承担。在医疗资金筹措方面，2002 年韩国将单位医保、地域医保和公教医保合并成统一的制度，这三大社会医疗保险筹资来源是：参保单位和个人缴纳的保费、政府财政补贴和国家烟草收入中的专项医保补贴。韩国将医疗服务划分为医保与非医保两类。非医保的部分全部自费；医保的部分，按照住院、门诊、就诊项目规定不同的自付比例。韩国医生社会地位高，收入也不菲。自 2016 年起，韩国医保定点药店将不再需要行政审批，未来医保定点药店从行政审批转为协议定点，标志韩国医药分开时代的到来（Kwon and Reich，2005；Yang et al.，2008）。

7. 印度

印度位于南亚，2021 年国土面积 298 万平方公里，人口 13.9 亿人。印度信息技术领域的成功为人熟知，印度在生物技术领域投资额从 1987 年至 1988 年的 9600 万美元增加到 2004 年至 2005 年的 3.58 亿美元。

在层级医疗方面：目前印度公立医疗体系分为国家、邦（省）、地区、县和乡共五级，各级公立医院数量远小于私立医院。20 世纪 80 年代初期，印度在农村逐步建立包括保健站、初级保健中心和社区保健中心在内的三级医疗免费保健服务网络。但印度面临巨大的人口基数，不堪重负。1990 年，印度改革开放后，大型私立医院渐成主流。数据显示，印度私立医院数量占比由 1992 年的不到 20%上升到 2010 年的 70%以上，目前近 80%的医疗服务由私人机构和慈善机构提供。政府对私立医院持鼓励态度，为其适度减免医疗费用以希望其能承担一定的社会责任。印度和中国一样均为发展中的人口大国，既有人口的劳动力优势，也面对庞大人口带来的卫生服务压力，同时，还面临着人口老龄化的困境（Singh，2008；Yip and Mahal，2008）。如何在这样的情况下把握好医疗服务体系的发展脉络，值得深思。

8. 泰国

泰国位于中南半岛中部。2020 年国土面积 51.3 万平方公里，人口 6522.8 万人。近年来在医疗方面有非常著名的"30 泰铢"医改计划。"30 泰铢治疗所有疾病"是 2001 年大选泰爱泰党（Thai Rak Thai Party）竞选宣言，2001 年他信·西瓦纳（Thaksin Shinawatra）领导的泰爱泰党上台后实施了该健康保健计划，由最初的 6 个试点省向全国推广。在医保形式方面，泰国医改前的医疗保障体系与我国施行基本医疗保障制度以前相似，医改后，泰国成为少数实现全民医保的中低收入国家。

在层级医疗方面：泰国卫生服务机构分为由社区卫生中心提供的初级卫生保健、社区医院提供的二级医疗服务和大型综合医院提供的三级医疗服务。"30 泰铢治疗所有疾病"主要目的是通过改革将此前只能覆盖 70.3%国民的医保达到医保全覆盖,同时实现医疗资源的重新配置和各地基础医疗水平的提高(Khoon,2007)。其医改有两大特点:一是筹资方式以政府出资为主;二是医疗服务偿付以"按人头付费"和"按病种付费"为主,做到了有效控费。但是因其是政治推动的激进性改革,在后续过程中很多医疗机构陷入赤字,基础医疗机构医护人员不足,民众对基层医疗机构的信息也缺乏,医护人员并未如预期一般流向基层。泰国医改经验教训表明在中低收入国家实现全民医保是可实现的,但是让改革成果能长久保存是一大难题。对我国的分级诊疗建设的启示是泰国基础医疗和次级医疗的区分、转诊制度都较为严格,同时其按人头付费方式也值得我国借鉴(Hughes and Leethongdee,2007)。

9. 巴西

巴西国土面积 851.49 万平方公里,总人口 2.1 亿人(2020 年)。1951 年,巴西成立科学技术最高决策机构——国家研究委员会,明确提出"科技为国家经济和社会发展服务"的基本原则。2009 年,全国共有医院 5864 所,平均每千人拥有病床 3.11 张。

医改之前,巴西贫富差距很大,只有富人能享受医保。巴西于 20 世纪 80 年代末启动医疗改革,改革分为以下三个阶段。阶段一:1988 年宪改前,以 1982 年"综合医疗体系"建立为里程碑的权力下放阶段。为了降低公共卫生支出,联邦政府设法将所有的管理和医疗政策职能通过这一体系转交给州政府。1987 年,以全民免费医疗为主、个人医疗保险为辅的"统一医疗体系"应运而生。阶段二:从宪改到 1998 年,因为改革的不适宜性,政府无奈地再集权。阶段三:巴西医疗卫生体制暂时倒退,但是"统一医疗体系"最终还是成为巴西法定医疗卫生制度。推行 30 年,巴西以政府为主导和市场为补充的基本医疗体系和医保制度覆盖了 90%以上人口,加上私人医保的补充,巴西人都能享有基本医疗服务。巴西公立医院约占所有医院的 53%,所有公民都可享受其提供的免费服务。公立医院的运营由政府筹资,医护人员享有较高福利待遇。

在层级医疗方面,巴西"统一医疗体系"核心是分区分级,与我国"分级诊疗"理念接近。巴西卫生部 1999 年开始引进信息技术,建立市、区、州和联邦四级信息网络,患者原有的纸质医疗卡改换成"全国医疗卡"。在巴西就医有一套严格的流程规定。最大的特点就是根据病情双向转诊——患者必须到社区卫生院首诊,且必须预约。首诊后,社区卫生院根据患者病情决定其去留,若需转诊,社区卫生院直接联系转诊办公室,后者安排患者去适当的医院就诊。社区配有救护车等方便转诊的设施。在双向转诊中有几个关键环节,分别是基层社区卫生院、转诊办公室和大医院。缺点是就医等待时间过长和复诊可及性较差(Gómez,2008;冯显威等,2007)。

上述国家层级医疗发展情况对比见表 2-1。

表 2-1　不同国家层级医疗发展情况对比

国家类型	国家名称	政治体制/经济体制	人口状况/人	科技发展水平	医疗体制/模式	层级医疗发展情况
发达国家	英国	议会制君主立宪制/资本主义市场经济体制	6708.1万（2020年）	最早进入工业化的国家，科研涉及众多领域，获国际大奖人数约占世界的10%，有78位诺贝尔奖得主，居世界第二。生物技术、航空和国防方面较强	政府主导型国家医疗服务体系（NHS）	三级诊疗：初级、二级和三级医疗机构。基层首诊：全科医生负责强制性首诊，公民生病强制性看全科医生，则医保不予报销，公立医院也不直接收治。建立按人头预算控制75%～80% NHS经费的PCT制度，强制性规定居民就诊秩序。双向转诊：严格转诊监管机制，转诊质量考核标准与考核能力。强基层：系统而严格的全科医生培养准入考核，全科医师要求具有慢病诊疗等综合能力。筹资方式：政府通过与全科医生签订合同来购买私人医疗服务，一、二级、三级医疗服务机构经费由国家财政支付。优点：可及性与公平性。缺点：效率低
	美国	宪政联邦共和制/资本主义市场经济体制	3.33亿（2021年）	科研和产品创新方面比较具有影响力的国家，获得大量诺贝尔奖，尤其在生物和医学领域	市场为主导先后实行HMOs、IDS和ACO等	医疗机构：性质上分为公立、私立非营利和私立营利医疗机构。层级上分为二级和一级卫生服务机构。医保：未实行全民医保，医保组织对医院制约大，严格规定了医疗费用偿付标准。保险公司为控费资力于监督患者双向转诊。按照DRGs支付保费，对不接受转诊的患者予经济制裁。医药分开：医、药分开。优点：医、市场化效率高。缺点：公平性差
	德国	联邦议会共和制/资本主义市场经济体制	8322万（2020年）	科学方面成就显著，有上百位诺贝尔奖获得者，尤以物理、生理、化学、医学等领域居多	政府与市场相结合的社会健康体系	三级医疗：负责门诊服务的开业医生，负责住院服务的医院和负责院后康复护理的康复机构。基层首诊：开业医生多是全科医生，患者一般先到开业医生处就诊。双向转诊：凭医生的转诊手续才能转至医院，社区医院提供门诊服务。医保杠杆：实行"第三方支付"。通过价格杠杆促使患者根据病情基层首诊省保费

续表

国家类型	国家名称	政治体制/经济体制	人口状况/人	科技发展水平	医疗体制/模式	层级医疗发展情况
发达国家	德国	联邦议会共和制/资本主义市场经济体制	8322万（2020年）	科学方面成就显著，有上百位诺贝尔奖获得者，尤以物理、生理、化学、医学等领域居多	政府与市场相结合的社会健康体系	强基层：全科医生培养制度严格且完善，城乡卫生资源能力均等化，基层卫生机构医务人员执业能满足基层首诊和双向转诊要求。优点：全科医生培养制度严格且完善，基层卫生机构医务人员执业能满足基层首诊和双向转诊要求
	日本	议会制君主立宪制/资本主义市场经济体制	1.26亿（2021年）	20世纪80年代确立"技术立国"战略，科研能力居世界前列，应用科学、机械及医学等领域尤为突出。每年的科研经费高居全球第二	区域卫生规划与价格引导分级诊疗	三级医疗：设定层级错位、功能协同的三级医疗圈，并根据医院等级将病床为以急病为主的"一般病床"和以慢病功能细分为主的"疗养病床"，通过相应的财政补助和医疗价格杠杆，并规定相应的价格和医护比例，形成三级医疗价格等机制，双向转诊指征明确。优点：层级医疗资源配置合理，双向转诊指征明确。
	新加坡	议会制共和制/国家资本主义	568.6万（2021年）	1997年亚洲金融危机后，政府出台了战略规划，将渐加坡推向知识密集型经济。知识产权早在2014年推出"知识产权融资计划"	共同负担的医疗体制模式和"3Ms"制度	三级医疗：由私立、公立和民间团体医疗机构提供，配置医疗资源建成三个医疗圈。医保充分：保健储蓄计划、健保双全计划和医疗救助基金三项计划，分别以预防、保大病和保贫苦。特点：预防和治疗相结合，成本较高及公立医疗机构财政负担偏重。缺点：覆盖面不足，高收入人留住卫生人才。
	韩国	总统制共和制/资本主义市场经济体制	5200万（2021年）	韩国政府研发投入占GDP的比重为OECD国家榜首，预算规模排名第六。韩国的资讯科技产权多年来一直执业界之牛耳	私营医疗机构引领大卫生保健体系	卫生服务供给，而资金却由公众渠道筹措，全国所有医疗卫生服务均由私人医疗机构提供，大、全国三个医疗圈。就近求医：基层首诊为主，层级转诊。医保筹资：资金主要来源于三部分——参保单位和个人纳的保险费，政府财政补贴和国家烟草税中的专项保补贴。优点：公、私并举，服务不同人群。
发展中国家	印度	资本主义联邦制/社会主义市场经济体制	13.9亿（2021年）	信息技术产业对印度GDP的贡献增长较快。生物技术领域的研发投资逐步增大	公立、私立医疗机构并举的医疗服务模式	建国后，全民免费的三级医保健网，改革开放后：大型私立医院渐成主流，2010年私立医院占比达70%以上。政府鼓励私立医疗集中前行：2005年，通过"农村医疗使命计划"（National Rural Health Mission, NRHM）以探索全民医保计划，重点关注孕产妇和儿童健康。缺点：医疗服务两极分化

续表

国家类型	国家名称	政治体制/经济体制	人口状况/人	科技发展水平	医疗体制/模式	层级医疗发展情况
发展中国家	泰国	议会制君主立宪制/自由市场经济	6522.8万（2020年）	20世纪80年代，电子工业发展迅速，经济持续高速发展	"30泰铢"医改计划	医疗结构方面：三级医疗。 医保方面：公务员医疗计划、社会保障计划和"30泰铢"医改计划。按人头付费和层级转诊。 缺点：改革较为激进。
	巴西	总统制共和制/自由市场经济	2.1亿（2020年）	1951年提出"科技为国家经济和社会发展服务"的基本原则。2000年，总统签署"社会信息发展计划"。软件、生物医药等走在世界前列	统一医疗体系	"统一医疗体系"：3/4人口依靠统一医疗服务，其余1/4选择私人医保。 分区分级医疗：基层首诊、双向转诊。 公私并举：公立医院约占所有医院的53%，所有公民都可享受公立医院免费。 基本药物免费：全民统一医疗体系向民众免费提供，确定了189种基本药物的基本药物供应，主要包括高血压、糖尿病等常见疾病所需药品。 允许外资投资医院。 缺点：就医等待时间长、复诊可及性低

　　比较我国历史上分级诊疗发展历程和国外层级医疗发展情况，发现分级诊疗能落地，第一要素是"强基层"，"强基层"不仅意味着基层医疗机构要有能力接得住首诊和"下转"的患者，也意味着基层首诊的强制性。但基层首诊强制性不符合我国素来把民生放在第一位的国情，也与我国现阶段患者就医习惯不相容，所以还是应从提高基层诊疗能力、吸引患者主动基层首诊入手，培养患者基层首诊习惯。第二要素是巧用医保杠杆，引导患者有序分流。第三要素是建立健全完备的配套机制。第四要素是根据地区社会经济等客观因素因地制宜推进分级诊疗。

第 3 章　评价依据的构建

3.1　分级诊疗理论分析框架构建

3.1.1　评价理论总纲

本书的总理论分析框架选用结构—过程—结果（structure-process-outcome）三维质量评价模式。该理论由美国学者多那比第安（Donabedian）于 1966 年首次提出，从结构、过程和结果三方面评价医疗服务质量，每一步的优化对下一步起正向作用（Donabedian，2005）。该理论在近年也被广泛用于卫生政策领域——将卫生服务看成是一个由结构、过程和结果构成的体系。王欣（2017）调查了三省九县（区）卫生服务整合的结构、过程和结果来评价我国卫生服务整合的实施效果。王清波（2016）曾运用该理论分析分级诊疗制度。鉴于该理论的宏观性和直观性与国内分级诊疗政策推行过程高度契合，故择其作为理论分析总框架。

3.1.2　结构评价理论

分级诊疗体制建设之初的顶层结构设计离不开对利益相关方诉求的分析、资源的利用甚至权益的重构。这些利益具体构成了体制机制的施力点和着力点。而各利益相关方彼此间动态的关联、形成的网络完成了分级诊疗由点到面的结构表达。

（1）利益相关者理论和分级诊疗结构构建。斯坦福研究所于 1963 年提出了利益相关者理论（stakeholder theory），后由瑞安曼（Rhenman）、伊戈尔·安索夫（Igor Ansoff）等多位学者逐步完善形成理论框架。该理论究源头是探索管理层——是该向股东负责还是需兼顾所有相关者的利益，该理论历经数年发展逐渐应用于公共政策领域（李洋和王辉，2004），在 1993 年后成为世界银行常用的一种研究方法（罗钰和蒋健敏，2011）。Sirgy（2002）根据利益具体的远近程度提出将利益相关者细分为内部、外部和远端利益相关者三类。2000 年，Ruairi（鲁拉里）、Zsuzsa（苏珊娜）将利益相关者分析的关键技术介绍到了卫生政策研究领域（胡坤等，2007）。分级诊疗之所以从推行到试点到全方位推开进展缓慢，因其触动多方利益，而其利益相关方需从供、需、管和筹资方不同角度进行分析。综合前人研究基础和我国分级诊疗政策涉及面，并运用 Sirgy（2002）提出的三类利益相关者，本书将分级诊疗利益相关方梳理如下：内部利益相关者包括卫生行政部门、公立医疗机构及其员工、患者；外部的利益相关者有医保行政部门、发改财税行政部门、人社行政部门、审计行政部门、编办、市场监管行政部门、医药器械设备商、卫生信息平台建设机构；远端的利益相关者包括卫生科研院校、营利性医疗机构、商业保险公司、社会媒体和公安民政部门。我国分级诊疗正是由上述利益相关者的互动来实现的。

（2）社会网络分析理论和分级诊疗结构构建。社会网络分析（social network analysis，SNA）理论是 20 世纪 70 年代后社会学、心理学、数学等学科协同发展形成的分支，用于研究不同社会单元构成的关系结构和属性，是研究整合型医疗服务体系的有效方法，其四个核心概念是"中心度"、"嵌入性"、"社会效用性"和"网络聚合、连通性和趋中性的长期特征"（Baker and Faulkner，2002；Burt，1992）。该理论一改以往单个的、切割的个体或者组织研究方法，着眼于个体或组织间的关系的探讨，故更适合探究医疗服务体系间的关系、整合的结构及其影响的评价。有研究发现我国医药卫生领域中社会网络分析法主要应用于疾病传播、防控研究与卫生政策研究，分析软件有 UCINET、Pajek、Gephi 等（马霞等，2014）。王欣等（2015）运用社会网络分析软件 UCINET 6 分析了安徽省三个县（市）卫生服务体系结构整合的有效性后发现卫生服务体系整合的效果是内外环境综合作用的产物。社会网络理论认为"社会网络是由多个社会行动者及它们间的关系组成的集合"（刘兴智，2011）。将社会网络理论和利益相关者理论相结合分析分级诊疗运行的结构，上述内部、外部和远端利益相关者同处于一个医疗网状结构中，彼此间有不同性质的关联，最核心是外部和远端利益相关者通过发挥对内部利益相关者的影响来完成分级诊疗结构的构建。

（3）委托-代理理论（principal-agent theory）和分级诊疗结构构建。分级诊疗的利益相关者之间可有多种关系，如监督关系、竞争关系、人才培养和输送关系，甚至是既监督又合作的关系，有一种关系在分级诊疗结构构建时较普遍且引人注目，即委托-代理关系。委托-代理理论在信息经济学中指的是代理人或代理机构受雇于一个或多个委托人，根据合同开展工作，达成委托人所预期的结果，并由委托人支付报酬。在此过程中，委托人会授予代理人一定决策权以方便代理人的代理行为。代理关系发生在涉及授权的各种情况和背景下。Petersen（1993）认为委托-代理关系的五个核心要素如下：一是有关代理人行为的各种问题；二是代理人如何通过行为影响委托人预期的结果；三是除了代理人的行为，随机因素如何影响结果；四是委托-代理关系的结果；五是委托-代理关系中的不对称信息。刘盾等（2009）认为美国医保涉及的四个主要利益相关方为政府、纳税人、医疗体系和保险机构，四方任意两者之间，医保组织都直接或间接充当着中间人的角色，该过程最能体现美国医疗保障体系第三方代理机制。王俊霞等（2012）通过研究我国新农合制度指出政府作为新农合制度的直接供给者，身兼政策制定者和监督者的角色，存在矛盾。

不仅在我国，在世界范围内，由于医学的专业性，医、患、管之间都存在信息不对称问题。患者委托医生管理和保障自己的健康；由于我国卫生事业的公益性，卫生行政管理部门委托医院为患者提供健康服务。双方信息不对称导致了委托人与代理人的效用函数不一致，最终造成代理目标的效果与代理初衷的差异较大。为预防和惩治目标差异行为、提高委托代理效率，委托人有必要采取兼顾激励和监督的手段促使代理人与委托人的目标趋向于统一，最终达到帕累托最优（李勇杰，2009）。在我国分级诊疗推进过程中，为确保体制机制构建的合理性和所求效率最优，基于委托-代理理论既需借助医保杠杆调节作用（即经济激励）又要兼顾契约的硬性规定作用。契约的不完备性是导致我国发生医生道德风险的一个重要因素，政府、医疗机构和患者两两之间无法签订一份对所有过程问题都涉及的完备的协议来防范医生机会主义行为风险。所以，用相对完备的契约统一委托人和代理人的利益，同时加大财政投入力度，加强政府监管，是防范医生道德风险的必要措施（周丽涛和毛瑛，2005）。分级诊疗实施过程中的监督约束力不仅仅是针对医疗安全的，还有针对分级诊疗实施的规范和效果的，如上级医疗机构医生下转患者的行为。政府自制评价标准之余也可委托第三方机构评估分级诊疗实施的效果。

关于我国医保所产生的代理行为，参与的主体有政府、医疗机构、保险机构和消费者即投保人，与一般保险产品存在差异，同时疾病发生与否受到医疗服务可及性和投保人个人效用的影响。我国医保险种分为两种：国家福利性质的社会医疗保险和以营利为目的的商业医疗保险。冯娟等（2009）认为对于医院来说，相比于医保后付制的滞后性，预付制能对医疗机构节约资源进行经济激励。马本江（2007）认为在医保交易过程中医保提供方应注意防范两类道德风险：一是患者夸大自身病痛多开药多做检查的道德风险，二是医方因具备更多医学知识而给患者进行过度治疗的道德风险。以国内医疗行业现状来看，后者的道德风险更为严峻。他运用委托-代理理论建立了医患交易契约模型，并建议成立医保一体化的"保险互助医疗有限公司"对当前"医院"或"保险公司＋医院"两种医疗制度进行帕累托改进。同时医保的杠杆作用还体现在对于患者至不同医疗机构就医实行差额报销可变相引导患者就医行为，在分级诊疗过程中即体现在降低患者对于大医院的盲目追求，该过程可视为政府委托医保部门助力分级诊疗的实现。

综上所述，分级诊疗在结构构建部分是通过卫生行政部门委托医疗机构和医保发改行政部门等内部、外部利益相关者，运用契约手段和（或）经济杠杆调节，引导患者有序就医。同时也离不开卫生科研院校等远端利益相关者的配合。

在评价指标方面，结构层面的评价指标主要是能体现分级诊疗结构构建及彼此间的互联互动的指标，包括分级诊疗运行过程中的基础医疗资源、卫生资金来源和卫生政策措施等。基于上述理论，全方位梳理利益相关者的内部关系后，选择能体现基础医疗资源的卫生资源配置、能代表卫生资金来源的卫生筹资和能体现外围卫生政策环境的政策措施来作为分级诊疗效果评价结构部分的评价指标。

3.1.3　过程评价理论

"过程"评价部分，我国分级诊疗的过程实则是过程中涉及利益相关者之间的博弈。诊疗模式是分级诊疗实现的具体形式，内含"基层首诊、双向转诊、急慢分治、上下联动"的方式。基层首诊是分级诊疗的第一步，但目前面临的障碍是基层医疗机构技术水平低、药物供应短缺导致患者不信任、不选择；双向转诊面临的主要障碍是转诊流程、路径不清晰、不规范；上下联动的障碍是上下级医疗机构间的合作不顺畅、不持续，尤其是普遍反映的上转容易下转难（林振威，2016；杜杏利等，2017；郑英等，2016）；而急慢分治推进的现状是无标准、无治理。同时分级诊疗涉及多方利益，包含人员激励、药物和医疗器械供给及资源共享机制。激励机制主要是给予医务人员技术和资金保障，鼓励其下沉基层；药物器械设备供给主要是有效监管医药供应商、医疗器械设备供应商等，预防市场哄抬物价，减轻医疗机构压力；信息共享机制主要指信息共享管理，为双向转诊提供信息技术路径。所以若要对分级诊疗的开展过程进行全方位的评价，必须借助宏观的可观察动态发展的框架体系。2006 年，WHO 提出最终目标是通过完善卫生系统以提高人群健康水平的著名的"系统模块（building blocks）框架"，该系统包含六大模块，分别是卫生服务模式，卫生筹资，医疗产品，卫生人力，卫生信息、疫苗和技术，领导和治理，通过实现卫生的可及性、覆盖率、安全性等中间指标，达到健康状况改善、反应性提高和控费等总改革目标。结合国内分级诊疗实施情况、既往学者研究（姚银蓥和熊季霞，2017）和《关于推进分级诊疗制度建设的指导意见》中十条考核评价标准务院办公厅提出的十条重点任务，本书将上述六大模块表达为诊疗模式、人力资源建设、信息技术、医疗技术，以及医保、医药和医疗器械设备与治理机制六大模块。诊疗模式主要指分级诊疗提供服务的方式，治理机制是指对分级诊疗利益相关方的约束和激励机制，余下四个模块则是分级诊疗体系持续运行的生产要素支撑。分级诊疗治理机制主要是依托其结构的构建,所以在过程部分将着重介绍分析另外五大模块依托的理论基础。

1. 不完全契约及参照点契约理论和分级诊疗模式

不完全契约理论(incomplete contracting theory)是由 Hart(哈特)和其学术合作者在诺贝尔奖得主 Coase(科斯)所创立的交易费用理论基础上的研究成果。其学术经典之作有《所有权的成本与收益:纵向一体化和横向一体化的理论》和《产权与企业的性质》,从不完全契约角度构建了企业产权全新的分析框架——"所有权-控制权"模型(Grossman-Hart-Moore,GHM)。此后也演化出重要的学术论点如剩余控制权、参照点契约理论模型等(Grossman and Hart,1986;Hart and Moore,2008)。其和传统的完全契约的根本区别在于:主张过程中用再谈判来解决最初不能确定的权责。不完全契约理论的基本分析框架提出后,被应用于金融、组织经济学等各经济学分支。哈特等提出的参照点契约理论则是为契约参与方提供一个判断交易关系中利益得失的参照标准,契约各方会根据在交易关系中是否得到利益的满足来确定是否尽全力达到契约结果或拆减绩效。根据其理论内容和特质,不完全契约理论适合运用于我国分级诊疗模式的探讨。

首先是关于政府在分级诊疗推行过程中角色定位问题。聂辉华(2011)根据不完全契约理论认为改革最优实施战略应是:若协调优势更为重要,应将改革试验的剩余控制权赋予中央政府;若信息优势更为重要,应将改革试验剩余控制权赋予地方政府。对于分级诊疗而言,因为涉及利益相关方较多,显然协调优势更明显,所以应该由中央政府主导。例如,先由中央确定医改(分级诊疗)示范县,再由占据信息优势的地方政府进行示范模式探索,待改革成功后由中央政府将成熟成功的分级诊疗改革模式推广全国,确保全国分级诊疗"一盘棋"。

其次是分析医疗机构如何完成分级诊疗任务的问题。我国分级诊疗推进的主体是公立医院,基于委托-代理理论内容,公立医院是政府在医疗行业的代理人,其最终目的是维护人民健康,具备社会公益性。哈特多任务代理模型是指一个代理人承担多项任务,且这些任务彼此相互影响。在我国公立医院运行过程中,不仅有实现其自身盈利和扩大再生产的基本目的,还需承担其作为政府代理人维护社会公益性的责任。公立医院的生产资料在某一时间不会有太大浮动,所以实现利润最大化和承担社会责任之间存在冲突,如上级医院向下级医院转诊符合转诊条件的患者,下转体现了社会责任,但是上级医院会因此损失由这个患者带来的利润,利润最大化和承担社会责任相冲突。利润最大化的任务易考核,只需看营业利润率或资产回报率即可,但社会责任的任务相对来说难以考核。若公立医院上级主管部门对这两项任务都给予高强度激励，会导致公立医院全力追求利润最大化，留住患者，而对社会责任下转病人则敷衍了事。那么，如何防止代理人在两项相互冲突的任务之间套利呢？Holmstrom 和 Milgrom（1991）对此提出了一个解决方案：如果两项任务彼此间可替代，为了防止代理人套利，委托人应该降低对两项任务的激励强度，必要时采取固定工资这种低能激励（low-powered incentive）方式。由于可考核的任务激励力度很低，代理人就没有必要将所有努力都投入到一项任务之中，而应该在两项任务之间分配努力，以便满足"等报酬原理"，分级诊疗中就体现在上级医院对双向转诊的拥护和支持。

再次是分析政府和分级诊疗所涉及医疗机构的关系实则是一个委托人和多个代理人的关系问题。由于分级诊疗涉及医疗机构既有层级之差，又有种类之别，每次分级诊疗都是由多家医疗机构协作完成的。就是所谓的团队生产问题——代理人集体生产，无法区分每个人的劳动。如何避免其中有医疗机构懈怠？Alchian 和 Demsetz（1972）提出的解决方法是，让其中一个代理人变成委托人，获得团队生产的剩余索取权，这样他就有动力监督所有代理人的行动，从而实现团队总产出最大化。这就是分级诊疗过程中医联体建成后，在某些医联体中会出现一个公立医院进行诊疗过程的主导，起到引领甚至监督责任，同时也对剩余索取权有更多获得机会。可参照安徽省某市两家医共体中的牵头公立医院的地位和作用，其对于最终的利益分配也拥有更多话语权。

最后是分析分级诊疗推进模式。要实现分级诊疗则必须将不同层级的医疗机构以更有效率、更密切的形式联系到一起，协同完成诊疗过程，不可避免地要进行医疗机构之间的整合。目前在全世界范围内，整合型医疗服务体系是大趋势，该模式也被 WHO 和世界银行所推崇（李玲等，2012）。提到整合，必然涉及利益重组，分级诊疗也不例外。不完全契约理论认为企业是由它所拥有或控制的资产构成，一体化即资产控制权联结的过程，资产控制权一体化程度决定了一体化的程度。上述 GHM 模型即一体化运用的正式模型。而后续的参照点契约理论则为契约双方的合同关系提供了参考点。韩优莉和常文虎（2017）认为经典 GHM 模型适合于解释纵向整合问题，参照点契约理论适合于讨论整合体内部的契约关系。分级诊疗提供的是医疗服务，而医疗服务的不确定性是分级诊疗评判和考核的难点，无可参照对比。基于医疗服务的不确定性，在不完全契约框架下分析医疗服务体系整合效应问题是较为适合的。目前，我国医疗服务体系纵向整合以公立医疗机构为主，其所有权归公众或政府，整合的过程不表现为所有权的变化，而仅为对资产控制权的配置。据资产控制权整合的程度可以将现有的分级诊疗的模式分为三类：以技术、管理和信息为纽带的整合（形成医疗联合体建立稳定的技术合作和转诊关系）、以控制权为纽带的整合（托管或建立分院）和以产权为纽带的整合（人、财、物统一调配）。以上三种情况均存在不同程度的资产控制权的整合，代表了分级诊疗具体实施过程中必然采取的不同形式，整合紧密度、一体化程度和对产权的攫取度均由弱到强，适合不同地区不同情况下分级诊疗的实施，也是国内推行分级诊疗的普遍模式。

　　2. 控制理论和分级诊疗信息技术

　　自 18 世纪英国科学家瓦特发明蒸汽机，拉开工业技术革命的序幕以来，控制论得到了迅速发展。Wiener 于 1948 年出版的《控制论——或关于在动物和机器中控制和通信的科学》是控制论诞生的标志。此后，由于现代航空航天技术和计算机信息化技术的助力，控制理论得到了长远的发展，逐步向控制的数字化和智能化发展。控制从过程来看一般可分为前馈控制、过程控制和反馈控制。前馈控制是以全方位科学预测为前提而实施的；过程控制意指管理者在工作中按照管理制度所实施的控制；反馈控制是指工作结束后，通过对过程的回顾、总结、分析与评价，发现工作中出现的偏差，找寻症结之所在并总结得失，提出应对的防范措施（谭光明等，2017）。

　　《"十三五"深化医药卫生体制改革规划》中提出："利用信息化手段促进医疗资源纵向流动，提高优质医疗资源可及性和医疗服务整体效率。"在此背景下，"互联网＋健康医疗"服务模式推动了医疗电子病历和电子健康档案的发展及应用，患者能够网上预约就诊、实时查询诊疗和健康信息，也推进了远程医疗，提高了基层患者优质医疗卫生资源的可及性和在基层就诊的意愿（孟群，2017）。孟群和尹新（2016）认为在具体操作时首先应建立分级诊疗信息平台，整合原有医疗行业信息化建设成果。2016 年，中央提出"建立以居家为基础、社区为依托、机构为补充的多层次养老服务体系"[①]，说明中央层面有意将医养结合并入养老服务体系。自此，运用互联网信息资源将分级诊疗和养老服务有机融合，成为助推健康中国实现的热点（魏东海等，2018）。当前，希望通过"互联网＋医疗"推进分级诊疗落地还需要政策支持和信息安全保障到位，控制论是贯穿整个过程的，只有这样，兼顾质量和安全的"互联网＋医疗"才能成为推进分级诊疗的强大助力（梁涛等，2018）。分级诊疗信息技术应用内容主要涉及居民健康档案系统、全科医生管理系统、双向转诊系统、区域医疗协作系统、远程医疗系统、电子病历（住院＋门诊）系统、检验检查共享系统、管理系统等八大系统（常朝娣和陈敏，2018），其中大部分信息系统在家庭医生、基层医疗机构和医院之间可做成共建共享、互联互通的模式，节约资源的同时能节省时间，

[①]《国民经济和社会发展第十三个五年规划纲要》，http://www.12371.cn/special/sswgh/wen[2022-09-11]。

如图 3-1 所示。在上述信息系统规划和建设之前都应进行前馈控制，之后更应开展反馈控制，及时对分级诊疗相关信息系统进行检测和调控，以保证信息安全和使用便利。

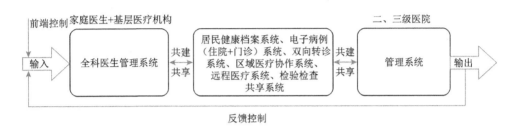

图 3-1　分级诊疗卫生信息系统控制论模型

3. 博弈论和分级诊疗医保、医药和医疗器械设备

"博弈"（game）是一种策略互动。诺贝尔经济学奖获得者 Nash（纳什）提出的"纳什均衡"是现今博弈论的核心内容，被各行各业广泛接纳和使用。管理学认为，博弈论研究的重点是博弈规则是否合规，侧重于博弈的规则探讨（陈建先，2018）。在现实性上，人的本质是社会关系的总和，而社会关系是博弈主体在社会实践中通过博弈性交往建构形成的（陈鹏，2018）。分级诊疗的推进过程是对医疗关系的重组，而只要涉及社会关系就会有博弈的存在。在上述卫生系统六大模块里，由于医保、医药、医疗器械和医疗设备涉及的经济与利益最为显见与直接，故运用博弈论进行理论分析，见图 3-2。

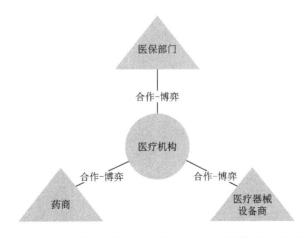

图 3-2　医疗机构和医保部门、药商、医疗器械设备商关系图

博弈论研究的是两个及以上的决策者之间相互作用、彼此联系和寻求均衡的问题。医保的杠杆在就医流向引导方面具有得天独厚的作用，但是过程中的基金监管和有效使用不容忽视。张平等（2018）通过研究发现医疗总费用报销模式优于医疗服务量补贴模式，而建立分级医疗机制可以提高基层医疗服务能力，对不同层级医院的医保报销比例进行把关和监督，从而提高医保资金的使用效率，保障人民获益。在医保监管分级诊疗落实方面，周良荣等（2016）认为应降低监管成本、重视处罚力度及医保带来的社会利益，同时应寻求均衡点以保障患者利益的同时提高监管积极性。

在采购双方博弈中，博弈主体为医疗机构和药品、器械、设备等供应商。博弈双方为了自身利益常会达成一个超优战略均衡。导致药品和医疗器械价格虚高的主要原因是，医生和供应商出于理性经济人利益最大化考虑更容易结成利益联盟，倾向于选择对自己可得利益最大化的策略，而放弃社会整体福利最大化。为解决这难题，国家卫生健康委员会先后推行了药品和医疗器械政府集中采购制度。在此制度下，医疗机构的权力受到限制——过去医疗机构自主选择医疗器械厂商变为由第三方招标代理机构通过招标决定医疗器械厂商。实施了集中采购之后，却出现医疗器械价格不降反升的现象。分析其原因是政府集中采购过程中，不同主体运用多种手段不同程度上限制竞争，造成采购机制背离制度设计初衷。其中就涉及政府采购寻租问题，而寻租问题的原因是：缺乏监督、权力集中、寻租利益大和惩罚力度小。所以，建议首先构建政府采购多方监督链，以应对政府采购过程中更加隐蔽的合谋现象；其次推动采购电子化以解决采购寻租问题；最后应加大处罚力度，处罚力度和监督力度密不可分（裴俊巍等，2015）。在分级诊疗推进过程中，医联体是普遍的推进模式，组建医联体后，牵头医院一般享有较大话语权，采购权力更加集中，所以上述问题更应得到重视，以确保社会整体福利。

4. 计划行为理论和分级诊疗医疗技术

Ajzen（1985）提出了计划行为理论（theory of planned behavior）。该理论体系包含行为态度、知觉行为控制、主观规范、行为意向和实际行为五大要素。行为态度是指个人对行为所持有的想法和处理方式；知觉行为控制是指个体所能感知的执行某行为的难易程度；主观规范是指个体在决定是否执行某行为时所感知的社会压力；行为意向是指个人对采取某特定行为的判定和采取意愿；实际行为是指个人实际采取的行为。基于该理论，这五要素中，行为态度、主观规范和知觉行为控制是决定行为意向的三个主要变量，这三大要素越积极，行为意向就越大。另外，实际行为由行为意向决定，同样是行为意向越积极则实际行为发生的可能性越大，同时知觉行为控制（认知行为规范）也可直接作用于实际行为。

医院是典型的知识密集型和人才集中型组织，也面临着知识快速更新和信息化迅猛发展所带来的竞争与挑战。如何将医学最新知识及时共享和传播，提高医疗机构整体技术水平，已成为医院管理者必须面对的问题。计划行为理论是关于预测个体行为的理论，通过该理论分析可知，若一名医生个体提高医术行为态度越积极、认知行为规范和主观规范越强，则其个体的提高医术行为意向越强，实际医术精进的可能性越大。运用该理论分析分级诊疗给医疗机构技术水平提升带来的契机：在分级诊疗过程中，上级医院对下级医疗机构的技术支持和培训是基层医疗机构医生医术精进的好机会，为下级医疗机构医生创造好的学习氛围和高的学习平台无疑能培养基层医疗机构医务人员医术精进的行为意向。这也提示医疗机构管理者对医务人员提高自身医疗水平的激励都应从行为态度、认知行为规范等角度培养医务人员，鼓励其钻研专业知识，提高自身医学素养，从个体出发助力分级诊疗，如图 3-3 所示。

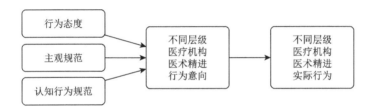

图 3-3　计划行为理论指导分级诊疗医疗技术提高

5. 自我决定理论和分级诊疗人力资源建设

动机的自我决定理论（self-determination theory）是由美国心理学家 Deci 和 Ryan（2000）提出的旨在探讨人类自身如何通过动机过程决定行为的理论。该理论的核心思想是：人是有机整体，具备自主成长和发展的动力。该理论的特点是：把动机看作一个连续体，完全无动机和具有内部动机分居于连续体的两端，连续体的一端到另一端是由控制动机到自主动机的逐渐变化过程。与以往的把动机看作单一概念，或是把动机区分为内外两种有质的差别。自我决定理论中在无动机和内部动机间存在内化程度不同的中间调节状态，如外部、内摄、认同和整合调节（孙岚等，2008）。该理论还认为动机的内化是一个自然的过程，而过程能否顺利完成，取决于胜任、自主和关系三个基本心理需要是否满足，三种心理得到满足后能将外部动机转化为内部动机给予个体以支持（Gagné and Deci，2005），根据该理论精髓，领导可以通过满足员工胜任、自主和关系三种心理需求促进外部动机的内化，促使员工生成内部动机，鼓励员工提供创造性绩效。运用该理论分析分级诊疗过程中的人力资源建设。目前，分级诊疗落地较大难点之一是基层医疗技术人员的短缺，尤其是高水平、高素质医疗人才很难下沉到基层，而实则是否推行分级诊疗于医生本身治病救人、在哪里治病救人而言并没有显著差别，所以如何巧妙利用自我决定理论，在分级诊疗的管理实践中，提供支持性、非控制性、信息性的工作环境，满足员工三种心理需要，进一步提升员工的内部动机或将外部动机内化到较高水平，从而加大其对分级诊疗的认可度，甚至生成到基层就业的内在动机，是分级诊疗能否实现的关键环节（刘丽虹和李爱梅，2010），见图 3-4。

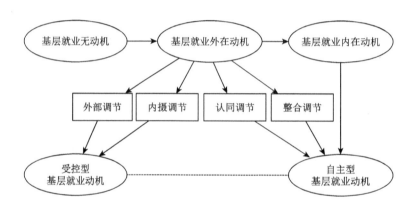

图 3-4　自我决定理论和分级诊疗人力资源建设

基于上述理论分析，分级诊疗过程部分的实现路径为：在上述结构治理机制指导下，由中央政府主导，鼓励地方开展分级诊疗试点，待试点成功后将其模式和经验推广铺开到全国；在各地推进模式上，根据地方历史、现实情况进行不同结合程度的医疗整合体（医联体）建设作为分级诊疗推进的过程依托，并推举出牵头医院作为整合体的牵头者和管理者。巧用医保杠杆，尤其推崇总额预付制；注重信息化手段，尤其是信息化覆盖的全面性和安全性；鼓励医疗机构医术提高，尤其基层医疗机构的整体技术水平；提升人力资源建设，尤其是整合体内人才有效流动；加大医药医疗设备器械采购的监管，尤其是促进整合体内资源共享互通。综上，方能通过有效配置人、财、物形成分级诊疗实施过程的最佳路径。

根据上述理论，在分级诊疗开展过程中，离不开人、财、物的支撑，也会使人、财、物进行新的分配。分级诊疗所期望达到的效果是更好地满足人民群众的卫生服务需求，而卫生服务量是体现卫生服务过程效果最直观的指标。卫生服务质量是过程环节的根本落脚点。兼顾效率与公平是医疗卫生领域永恒的话题,《关于推进分级诊疗制度建设的指导意见》中曾提及"分级诊疗政策……医疗资源利用效率和整体效益进一步提高",可见提高卫生服务效率是分级诊疗推行的一大目标。卫生服务可及性包括地理可及性、经济可及性、可接受性等多个方面(贺蕾等,2014),卫生服务可及性能体现分级诊疗落地的情况,也代表人民群众最终是否从分级诊疗中获益。卫生政策在推行时无疑会带来医疗机构(医院和基层医疗机构)收支的变化,医疗机构收支情况能够看出其收入结构合理与否、政府财政补偿到位与否、"取消药品加成"政策落实成功与否,这些在某种程度上也可反映出分级诊疗政策的执行情况(王舒捷,2016)。所以在过程评价中部分选取卫生服务提供(数量、质量)、卫生服务效率、卫生服务可及性和卫生收支作为二级评价指标。

3.1.4　结果评价

效果评价"结果"方面,分级诊疗的结果是由相关利益体之间行为博弈产生的。美国卫生政策专家 Barbara Starfield(芭芭拉·斯塔菲尔德)认为强大的初级保健必须由四个支柱组成:首诊负责、全流程的连续医疗服务、系统诊疗(满足患者各方面的照护需要,而不只是关注特定疾病)和卫生系统其他部分医疗服务的协调性。每个支柱不但定义了初级保健,而且对实现该领域医疗服务的价值至关重要(莫里亚茨等,2018)。《关于推进分级诊疗制度建设的指导意见》也提出建立"基层首诊、双向转诊、急慢分治、上下联动"的模式,说明中央层面对分级诊疗推进效果的预期也是首诊制、连续性和协调性,而系统诊疗和 WHO、世界银行所倡导的医疗服务整合性不谋而合,只有一体化的医疗模式,才能保障医疗服务内部分工有序而非各自为营。放眼国际社会,好的层级医疗实施结果有着殊途同归的结局。而在推动医疗服务基层化、连续化的同时,降低人民群众医疗负担是分级诊疗最终得以可持续发展的前提。分级诊疗的落脚点在于人民群众获益,人民群众满意。所以,分级诊疗结果部分选择的二级指标是首诊制、整合性、连续性、医疗负担和满意度。

自此,形成了"结构—过程—结果"的分级诊疗实施效果评价理论框架,并根据理论框架推演出实现路径,同时选定了分级诊疗效果评价结构、过程和结果三方面的二级评价指标,见图3-5。

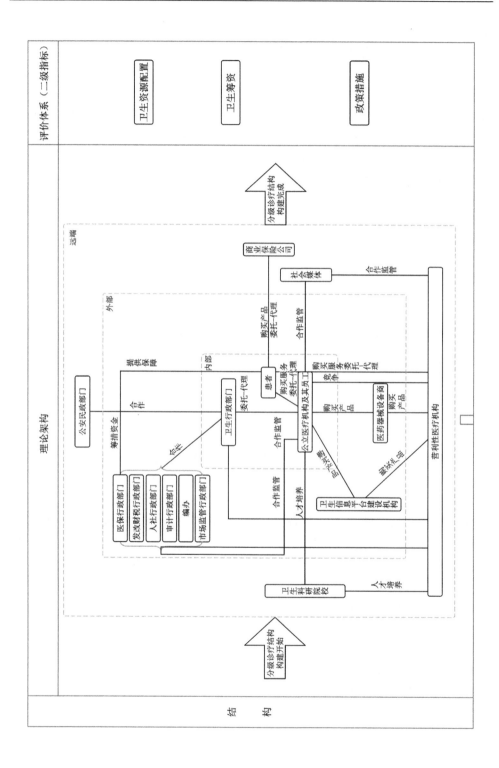

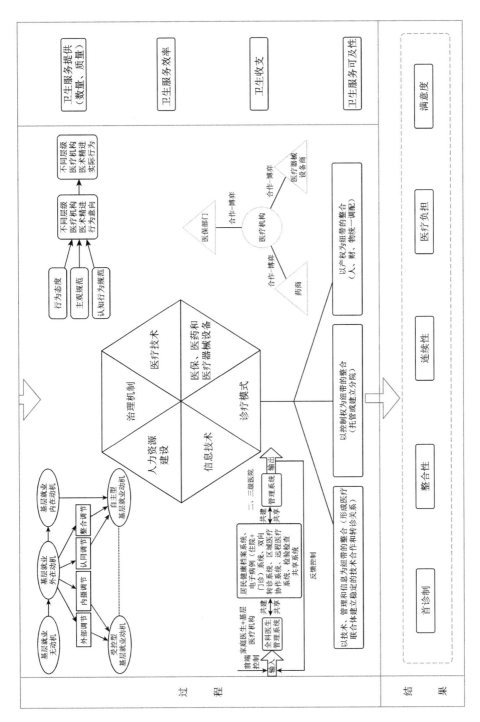

图 3-5　我国分级诊疗理论架构和评价体系

3.2　分级诊疗评价指标体系构建

3.2.1　评价指标体系三级指标的初筛

狭义来说，医改效果是指好的有用的结果，能满足人民群众需要并给人们带来好处或满足感的结果。广义来说，医改效果是指卫生规划或方案实施后取得的结果，可能是好的结果，也可能是不好的结果（吴明，2002）。

在结构评价指标方面，如上文理论构建部分所述，包括：卫生资源配置（如每千人口卫技人员数、每千人口病床数等）、卫生筹资（如卫生支出占地区 GDP 百分比、人均卫生事业费等）和政策措施（如下派专家数量、远程会诊次数等）。

第一，卫生资源配置。WHO 在 20 世纪 70 年代推荐的 7 国 12 地区的卫生资源测量指标包括每万人口医师数、每万人口临床数、每万人口药剂师数、每万人口卫生保健人员数、每千人口病床数、每千人口观察床数、个人投资占国民卫生保健支出的百分比和卫生经费占 GDP 的百分比共 8 项，说明按照国际惯例，卫生领域的人、床、经费能较好地代表一个地区卫生资源水平。郭岩（2003）认为，在评价卫生体系效果时常选用每千人口卫技人员数和床位数、人均卫生事业费、年户均医药费等指标。《关于推进分级诊疗制度建设的指导意见》中也有"每万名城市居民拥有 2 名以上全科医生，每个乡镇卫生院拥有 1 名以上全科医生，城市全科医生签约服务覆盖率≥30%"这样的考核项。季慧敏（2016）在评价南京市分级诊疗实施后医疗资源下沉效果时，投入指标选取了床位数和卫技人员数这两项。何秀芝（2015）选取每万人口医生数、乡村医疗点比例等体现医疗卫生水平的指标来分析我国社会保障水平。刘智勇等（2016）在构建中国卫生系统绩效评价指标体系时，选取卫生人员（每千人口卫技人员数、每万人口公共卫生人员数等）和卫生设施（每千人医疗机构床位数、医师与床位之比等）作为卫生投入的指标。基于上述学者研究经验和研究惯例，本书选取每千人口卫技人员数、每千人口病床数和每千人口卫生资产额作为分级诊疗结构部分能代表卫生资源配置的指标。

第二，卫生筹资。卫生筹资能体现卫生资金筹措情况，格朝斌（2012）从资源情况、筹资情况等五个角度来评价衡水市新农合医保运行效果。张慧琳（2009）从参合情况、受益情况、卫生资源情况等五个角度评价我国新农合运行现状。如前文所述，WHO 推荐卫生经费占 GDP 的百分比作为衡量卫生资源的标准之一。何秀芝（2015）在对我国各省区市社保水平进行比较和评价时，选用社会保障支出占 GDP 比例和人均社会保障支出作为体现社保水平的指标，选取城乡社会保障覆盖面作为体现社保覆盖水平的指标。对于医疗卫生行业而言，政府、社会和个人是卫生经费筹集的主要来源，医保是重要的表现形式，所以，在卫生筹资方面，选取卫生支出占地区 GDP 百分比、人均卫生事业费和基本医疗保险参加率作为代表卫生筹资的指标。

第三，政策措施。政策措施是除基础医疗资源、卫生筹资外重要的能体现分级诊疗结构构建的内容，具体的、恰当的卫生政策保障措施能为分级诊疗顺利推行提供坚实的基础。刘智勇等（2016）在构建中国卫生系统绩效评价指标体系时，选取的卫生投入指标中就有政策管理（政策指数）和信息系统（信息指数）两项指标，说明卫生政策和信息虽非实体资源，但其作为卫生投入的一部分，重要性不可小觑。《关于推进分级诊疗制度的指导意见》也有"整合二级以上医院现有的检查检验、消毒供应中心等资源，向基层医疗卫生机构和慢性病医疗机构开放。探索设置独立的区域医学检验机构、病理诊断机构、医学影像检查机构、消毒供应机构和血液净化机构，实现区域资源共享。加强医疗质量控制，推进同级医疗机构间以及医疗机构与独立检查检验机构间检查检验结果互认""远程医疗服务覆盖试点地区 50%以上的县（市、区）""整合现有医疗卫生信息系统，完善分级诊疗信息管理功能，基本覆盖全部二、三级医院和 80%以上的乡镇卫生院和社区卫生服务中心"这样的要求。林振威（2016）曾运用上派进修学习、下派指导、信息协作、远程指导等对武汉市医联体的服务体系进行评价。王欣（2017）在对我国卫生服务整合实施效果进行评价时也选取了包括对信息系统的利用、诊疗信息共享和个人诊疗计划在内的六个维度指标。甄诚（2017）选用远程会诊与检验结果互认来评价北京市区域医疗联合体管理模式和分级诊疗实施效果。根据 SMART[①]原则，最终选定下派专家数量、进修医生数量、远程会诊次数、域内上级医院对下级医院开展技术培训次数、域内检验检查结果互认与否和域内信息化覆盖水平作为评价分级诊疗效果结构部分政策措施的三级指标。

在过程指标方面，过程指标的选取应能体现分级诊疗推进过程中某些重点环节的变化情况。

第一，卫生服务提供（数量、质量）。分级诊疗所期望达到的效果是更好地满足人民群众的卫生服务需求，而卫生服务量是体现卫生服务过程的较直观的指标之一。公立医院承担的卫生服务量是医务人员服务能力的体现，符合公立医院公益性内涵中的"提供可及性医疗服务"——卫生服务量的增加，可以变向提高卫生服务可及性。国内很多学者在评价公立医院公益性时，都会将医疗服务数量纳入其中。王舒捷（2016）在构建公立医院公益性评价指标体系时选取了年门急诊人次、年住院人次作为体现医疗服务数量指标。郭岩（2003）发现其他学者常选用住院率、未住院率等指标评价卫生体系效果。林振威（2016）在评价武汉市医

---

① SMART 原则，即 specific（具体的）、measurable（可测量的）、attainable（可获取的）、relevant（相关性的）和 time bound（时间可及）五个原则。

联体服务体系时运用了年门诊人次数、年住院人次数等作为衡量服务量的指标。无论何时，卫生服务质量都是我国卫生服务追求的最重要目标。杨兴怡等（2017）认为分级诊疗效果评价应包括健康状况改善这一维度，并选择死亡率和出院两周后再次入院率（即再入院率）作为体现健康状况改善的指标。三四级手术占比和技术性劳务占比是两个能充分体现医务人员劳动价值的指标，对于分级诊疗实施效果而言，医务人员劳动价值的实现也代表了医疗机构价值的实现。所以，本书选取年诊疗人次、住院率作为过程中卫生服务量的代表指标；选择死亡率、再入院率、三四级手术占比和技术性劳务占比作为体现卫生服务质量的三级指标。

第二，卫生服务效率。兼顾效率与公平是医疗卫生领域永恒的话题。经济学认为，效率是指社会能从其稀缺资源中得到最多东西的特性，也有研究表明，医疗服务系统效率低是导致医疗卫生资源浪费最主要的原因（汪唯等，2008）。《关于推进分级诊疗制度建设的指导意见》中曾提及希望"到2017年，分级诊疗政策体系逐步完善……医疗资源利用效率和整体效益进一步提高"。这说明，卫生服务效率的提高是分级诊疗推行的一个重要目标。在评价卫生服务效果的研究中，季慧敏（2016）为评价南京市分级诊疗实施后医疗资源下沉效果，选取出院人数和病床使用率这两项产出指标。刘智勇等（2016）在构建中国卫生系统绩效评价指标体系时，选取病床使用率、医师日均担负工作量、平均住院日、日均住院费用这四项效率指标。林振威（2016）对武汉市医联体的服务体系进行评价时运用了病床使用率等效率评价指标。王舒捷（2016）选用日均门急诊人次、医师日均担负诊疗人次、医师日均担负床日、平均住院日、病床使用率、病床周转次数来作为公立医院公益性评价指标体系中体现卫生服务效率的指标。本书选取每医生日门诊量、每医生日负担床日、平均住院日、床位使用率这四个能体现卫生服务效率的指标。

第三，卫生服务可及性。谢宁干等（2019）从医疗服务可及性、卫生服务利用与公平性和满意度三维度评价新农合政策实施成效，说明卫生服务可及性是从需方考虑的重要过程指标。卫生服务可及性包括地理或经济可及性、可得性、可适应性、可接受性等多方面。贺蕾等（2014）评价卫生服务可及性时选取的指标包括住院费用实际报销比例、15分钟内可到医疗机构的住户比例、家庭年自付医药卫生支出占家庭消费性支出比例、应住院而未住院比例。本书认为分级诊疗和整合医疗建设，可以促进医疗机构的分布更合理，考虑到指标的可获得性和代表性，本书选取距离县医院最远的村的平均距离和到达时间、距离乡镇卫生院（社区卫生服务中心）最远的村的距离和到达时间来评价可及性。

第四，卫生收支。分级诊疗政策在推行时无疑会带来医疗机构（医院及基层医疗卫生服务机构）收支的变化。从医疗机构收入情况能够看出其收入结构合理与否、政府财政补偿到位与否、"取消药品加成"政策落实成功与否，某种程度上也反映出分级诊疗政策的执行情况。杨兴怡等（2017）在研究我国分级诊疗制度评价体系时选取医院（基层医疗卫生机构）年业务收入、医院（基层医疗卫生机构）收支结余率作为衡量其经济性的指标。本书也选取医联体收入、医院收入、基层医疗机构收入、医联体支出作为体现分级诊疗实施效果过程的指标。

在结果指标方面，对于分级诊疗推行的结果，应紧扣《关于推进分级诊疗制度建设的指导意见》中"基层首诊、双向转诊、急慢分治、上下联动"这 16 个字，同时也不能忽视需方即患者和利益相关方医务人员的切身感受，即满意度。

第一，首诊制。《关于推进分级诊疗制度建设的指导意见》中有"基层医疗卫生机构建设达标率≥95%，基层医疗卫生机构诊疗量占总诊疗量比例≥65%"这样的考核标准。林振威（2016）对医联体基层首诊情况进行评价时选用医联体核心医院及其成员机构年门诊人次数。所以，本书选取基层医疗卫生机构诊疗量占比和医院诊疗量占比来作为体现分级诊疗推行后的首诊情况的三级指标。

第二，整合性。《关于推进分级诊疗制度建设的指导意见》中有"试点地区30 万以上人口的县至少拥有一所二级甲等综合医院和一所二级甲等中医医院，县域内就诊率提高到 90%左右，基本实现大病不出县"这样的考核要求。考虑到指标的可获得性和可操作性，本书最终选取门诊域内就诊率和住院域内就诊率作为体现结果整合性的指标。

第三，连续性。连续性也体现医疗机构联动的情况。《关于推进分级诊疗制度建设的指导意见》中有"由二、三级医院向基层医疗卫生机构、慢性病医疗机构转诊的人数年增长率在 10%以上"这样的要求。林振威（2016）对武汉市医联体的服务体系进行评价时运用包括上转人数比例、下转人数比例、转诊的程序和规范体现双向转诊情况。甄诚（2017）对北京市区域医疗联合体管理模式及分级诊疗效果进行评价时筛选的指标有双向转诊数量、医务人员流动指标和远程会诊与检验结果互认指标三项指标。本书选取向上转诊人次、向上转诊率、向下转诊人次、向下转诊率这四项指标来体现分级诊疗效果的连续性。

第四，医疗负担。在推动医疗服务基层化、连续化的同时，降低人民群众医疗负担是分级诊疗得以持续的前提。贾润林（2014）为构建内蒙古新农合运行效果评价指标体系，选取的指标包括医疗费用负担和其他五个维度指标。高月霞（2014）选取了门诊总费用、住院医疗费用、住院个人自付费用等指标来评价我国门诊统筹政策、大病医保政策及总额预付支付方式的实施效果，本书选取门诊次均费用、次均住院费用和自付比来作为体现医疗负担的指标。

第五，满意度。分级诊疗的落脚点在于人民群众获益，人民群众满意。在医疗市场中，患者就是医院的客户，影响患者满意度的因素有医务人员医疗水平、工作态度、就医费用、就医环境、就医流程、诊疗效果等，作为医疗服务信息不对称的相对弱势方，患者满意度能够体现医院对患者的服务情况。因此，患者满意度作为医疗卫生效果评价指标被学者普遍接受。张慧琳（2009）评价我国新农合运行现状时就从参合情况、受益情况、农民满意度等五个方面入手。杨兴怡等（2017）在构建分级诊疗评价体系时，选取了患者满意度作为需方指标。医务人员是分级诊疗直接执行者，是分级诊疗得以推行的最重要和终末环节。医务人员对分级诊疗的拥护直接决定了分级诊疗能够走多好、走多远。所以，患者满意度、医务人员满意度是分级诊疗实施效果不可或缺的评价指标。

根据上述分析，本书分级诊疗效果评价三级指标体系初筛如下。一共包括 3 个一级指标、12 个二级指标和 41 个三级指标。指标内容释义见表 3-1。

表 3-1　分级诊疗效果评价初筛指标体系及释义

一级指标	二级指标	三级指标	指标解释
结构	卫生资源配置	每千人口卫技人员数	同指标名称
		每千人口病床数	同指标名称
		每千人口卫生资产额	同指标名称
	卫生筹资	卫生支出占地区 GDP 百分比	地区年卫生总费用/年 GDP 总额×100%
		人均卫生事业费	地区年卫生总费用/地区人口数
		基本医疗保险参加率	当年城职保、城居保和新农合三大医保参保情况
	政策措施	下派专家数量	当年域内所有上级医疗机构向下级医疗机构下派专家数量
		进修医生数量	当年域内所有下级医疗机构向上级医疗机构派出进修医生数量
		远程会诊次数	当年域内组织远程会诊次数
		域内上级医院对下级医院开展技术培训次数	当年域内所有上级医疗机构对下级医疗机构开展技术培训次数
		域内检验检查结果互认与否	当年域内医疗机构间检验检查结果互认情况
		域内信息化覆盖水平	当年域内信息化覆盖情况
过程	卫生服务提供（数量、质量）	年诊疗人次	当年域内医疗机构总诊疗人次
		住院率	当年域内年住院人（次）数/区域总人口数×100%
		三四级手术占比	当年域内三四级手术台数/当年域内开展总手术台数×100%
		技术性劳务占比	当年域内医疗机构技术性劳务所得占总收入比例
		死亡率	域内死亡总人数/域内总人口数×100%
		再入院率	域内 14 天内再因同一诊断入院人次/入院总人次×100%
	卫生服务效率	每医生日门诊量	月诊疗人次数/执业（助理）医师人数/本月日历天数
		每医生日负担床日	月实际占用总床日数/执业（助理）医师人数/本月日历天数

续表

一级指标	二级指标	三级指标	指标解释
过程	卫生服务效率	平均住院日	总住院天数/总住院人（次）数
		床位使用率	实际占用总床日数/实际开放总床日数×100%
	卫生服务可及性	距离县医院最远的村的平均距离和到达时间	同指标名称
		距离乡镇卫生院（社区卫生服务中心）最远的村的距离和到达时间	同指标名称
	卫生收支	医联体收入	域内医联体年总收入
		医院收入	域内医院年总收入
		基层医疗机构收入	域内基层医疗机构年收入
		医联体支出	域内医联体年总支出
结果	首诊制	基层医疗卫生机构诊疗量占比	域内年基层医疗卫生机构诊疗量/域内年总诊疗量×100%
		医院诊疗量占比	域内年医院诊疗量/域内年总诊疗量×100%
	整合性	门诊域内就诊率	患者在域内年门诊就诊次数/患者年门诊总就诊次数×100%
		住院域内就诊率	患者在域内年住院次数/患者年总住院次数×100%
	连续性	向上转诊人次	年域内向上转诊人次
		向上转诊率	年域内向上转诊人次/年域内总转诊人次×100%
		向下转诊人次	年域内向下转诊人次
		向下转诊率	年域内向下转诊人次/年域内总转诊人次×100%
	医疗负担	门诊次均费用	（门诊医疗收入＋门诊药品收入）/（总诊疗人次数＋健康检查人数）×100%
		次均住院费用	（住院医疗收入＋住院药品收入）/住院总人次数×100%
		自付比	患者住院费用中自己所支付金额/患者全部住院费用×100%
	满意度	患者满意度	同指标名称
		医务人员满意度	同指标名称

3.2.2 德尔菲法构建分级诊疗评价指标体系

运用德尔菲专家咨询法对我国卫生管理、卫生政策研究、公共卫生领域等共 21 位专家以微信答卷的方式进行咨询，经典的德尔菲专家法函询为 4 轮，改良后多为 2～4 轮（谢宁干等，2019；Hasson et al.，2000），本书开展 2 轮。进行德尔菲法专家咨询的指标初筛遵照 SMART 原则，兼顾考虑指标的信度、效度、全面性、综合性、可行性和成本-效益六标准（德鲁克，2009；杨存等，2011）。参考《卫生事业管理》《卫生经济学》《医院管理学》《中国卫生和计划生育统计年鉴》《国家卫生服务调查分析报告》等著作、报告；借鉴 WHO、欧盟、英国和澳大利亚等卫生系统、卫生服务和卫生绩效评价指标体系；参考国内包括刘智勇等（2016）建立的中国卫生系统绩效评价指标体系和贺蕾等（2014）建立的医药卫生体制改革效果评估指标体系；研究了《关于推进分级诊疗制度建设的指导意见》中对于分级诊疗试点工作的考核评价标准。由于一级指标结构、过程和结果作为专家咨询的指标名称较抽象，不利于专家对其重要性等进行判断，因此在咨询过程中并未让专家对其进行评分，而一级指标的权重将由二级和三级指标的得分推导而得。

1. 参与专家的一般情况

本书共咨询来自全国医疗卫生行业卫生政策、医院管理、卫生经济、社会医学、医疗保险等研究或工作领域的专家 21 名，其中政府部门专家 5 人，分别来自国家卫健委体改司、安徽省某市卫健委、安徽省某市医疗保险办公室和安徽省滁州市来安县卫健委；公立医院管理者 3 人，分别来自安徽省某市人民医院、中医院和北京中医医院；卫生统计信息部门负责人或资深管理者 3 人，分别来自安徽省卫健委信息中心和国家卫健委统计信息中心；高校或科研机构学者 10 人，分别来自首都医科大学、北京大学、中山大学、哈尔滨医科大学、四川大学、中国财政科学研究院和西安交通大学共 7 所高校，院系以公共卫生学院为主。21 位专家中，年龄在 40～49 岁的专家占最多数（占比 42.9%），博士研究生以上学历占最多数（占比 52.4%），主要从事领域为卫生政策研究的专家占最多数（占比为 38.1%），在主要从事领域工作十年以上的专家占最多数（总占比为 85.8%），正高级职称占最多数（占比 42.9%）。21 位专家具备处级职务的 6 人，科级 5 人。上述情况反映了答卷专家具备一定的专业素养，对本课题有较强指导性。答卷专家构成见图 3-6，具体情况见表 3-2。

2. 专家的积极性和权威性

本书第一轮发出咨询问卷 21 份，有效回收 21 份；第二轮发出问卷 21 份，有效回收 19 份。经计算，第一轮专家积极系数为 100%，第二轮为 90.5%，见表 3-3，说明本书专家积极性较好。所选专家对于结构、过程和结果部分的权威系数分别为 0.85、0.86 和 0.87，权威程度较高，结果可信，见表 3-4。

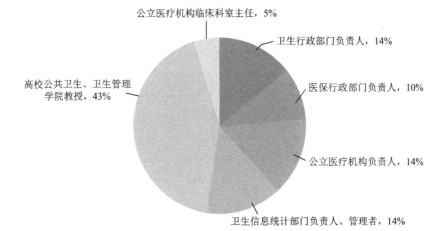

图 3-6 德尔菲问卷专家情况

表 3-2 答卷专家情况

项目	专家基本情况	频数	构成比
性别	男	14	66.7%
	女	7	33.3%
年龄	<30 岁	0	0
	30～39 岁	5	23.8%
	40～49 岁	9	42.9%
	50～59 岁	7	33.3%
学历	本科	6	28.6%
	硕士研究生	4	19.0%
	博士研究生	11	52.4%
从事的主要专业领域	卫生管理	6	28.6%
	卫生政策研究	8	38.1%
	临床医学	2	9.5%
	公共卫生	1	4.8%
	其他	4	19.0%
从事的主要专业领域工作年限	≤5 年	1	4.7%
	6～10 年	2	9.5%
	11～20 年	9	42.9%
	>20 年	9	42.9%
职称	初级	1	4.7%
	中级	3	14.3%

续表

项目	专家基本情况	频数	构成比
	副高	6	28.6%
职称	正高	9	42.9%
	无	2	9.5%
	科级	5	23.8%
职务	处级	6	28.6%
	无	10	47.6%

表 3-3　二轮专家咨询专家积极性

调查轮数	发放问卷数	回收问卷数	回收率	专家积极系数
第一轮	21	21	100%	100%
第二轮	21	19	90.5%	90.5%

表 3-4　本书研究专家权威系数表

指标	Ca	Cs	Cr
结构指标	0.97（0.16）	0.72（0.16）	0.85（0.09）
过程指标	0.98（0.17）	0.75（0.18）	0.86（0.11）
结果指标	0.98（0.17）	0.76（0.17）	0.87（0.11）

注：Cr 为专家权威系数；Ca 为专家权威系数判断指标；Cs 为熟悉程度

3. 二轮德尔菲专家咨询结果

为方便统计分析，对第一轮专家咨询问卷指标进行编码，见表 3-5。

表 3-5　第一轮专家咨询问卷指标及编码

一级指标	二级指标	三级指标
		每千人口卫技人员数（C1）
	卫生资源配置（B1）	每千人口病床数（C2）
		每千人口卫生资产额（C3）
		卫生支出占地区 GDP 百分比（C4）
结构	卫生筹资（B2）	人均卫生事业费（C5）
		基本医疗保险参加率（C6）
		下派专家数量（C7）
	政策措施（B3）	进修医生数量（C8）
		远程会诊次数（C9）

续表

一级指标	二级指标	三级指标
结构	政策措施（B3）	域内上级医院对下级医院开展技术培训次数（C10）
		域内检验检查结果互认与否（C11）
		域内信息化覆盖水平（C12）
过程	卫生服务提供（数量、质量）（B4）	年诊疗人次（C13）
		住院率（C14）
		三四级手术占比（C15）
		技术性劳务占比（C16）
		死亡率（C17）
		再入院率（C18）
	卫生服务效率（B5）	每医生日门诊量（C19）
		每医生日负担床日（C20）
		平均住院日（C21）
		床位使用率（C22）
	卫生服务可及性（B6）	距离县医院最远的村的平均距离和到达时间（C23）
		距离乡镇卫生院（社区卫生服务中心）最远的村的距离和到达时间（C24）
	卫生收支（B7）	医联体收入（C25）
		医院收入（C26）
		基层医疗机构收入（C27）
		医联体支出（C28）
结果	首诊制（B8）	基层医疗卫生机构诊疗量占比（C29）
		医院诊疗量占比（C30）
	整合性（B9）	门诊域内就诊率（C31）
		住院域内就诊率（C32）
	连续性（B10）	向上转诊人次（C33）
		向上转诊率（C34）
		向下转诊人次（C35）
		向下转诊率（C36）
	医疗负担（B11）	门诊次均费用（C37）
		次均住院费用（C38）
		自付比（C39）
	满意度（B12）	患者满意度（C40）
		医务人员满意度（C41）

第一轮问卷专家对于结构、过程和结果三部分指标的Kendall's协调系数各指标 P 值均小于0.05，说明专家意见协调性高，见表3-6。第一轮问卷后专家对于指标打分情况见表3-7、表3-8。

表3-6 第一轮问卷指标协调系数

指标	Kendall's 协调系数	χ^2	自由度	P
结构	0.144	40.212	14	<0.001
过程	0.133	48.006	19	<0.001
结果	0.105	35.831	17	0.005

表3-7 第一轮问卷二级指标结果

指标	同意率	均数（标准差）	变异系数
$B1$	76.2%	4.29（0.85）	19.8%
$B2$	47.6%	3.29（1.49）	45.3%
$B3$	85.7%	4.38（1.12）	25.6%
$B4$	95.3%	4.62（0.59）	12.8%
$B5$	90.5%	4.52（0.68）	15.0%
$B6$	80.9%	4.24（1.14）	26.9%
$B7$	52.4%	3.43（1.33）	38.8%
$B8$	90.5%	4.75（0.55）	11.6%
$B9$	95.2%	4.52（0.60）	13.3%
$B10$	90.5%	4.71（0.64）	13.6%
$B11$	85.7%	4.38（0.86）	19.6%
$B12$	76.1%	4.10（1.34）	32.7%

表3-8 第一轮问卷三级指标结果

指标	同意率	均数（标准差）	变异系数
$C1$	71.4%	4.09（1.26）	30.8%
$C2$	52.3%	3.57（1.29）	36.1%
$C3$	47.6%	3.48（1.29）	37.1%
$C4$	47.6%	3.33（1.59）	47.7%
$C5$	52.4%	3.48（1.60）	46.0%
$C6$	42.9%	3.10（1.62）	52.3%
$C7$	80.9%	4.14（1.11）	26.8%
$C8$	76.2%	3.95（1.28）	32.4%

续表

指标	同意率	均数（标准差）	变异系数
C9	57.2%	3.76（1.51）	40.2%
C10	81.0%	4.10（1.09）	26.6%
C11	80.0%	4.19（1.08）	25.8%
C12	85.0%	4.45（0.89）	20.0%
C13	85.7%	4.38（0.86）	19.6%
C14	71.4%	4.00（1.00）	25.0%
C15	85.6%	4.33（0.86）	19.9%
C16	81.0%	4.10（0.94）	22.9%
C17	50.0%	3.35（1.50）	44.8%
C18	76.2%	4.19（1.08）	25.8%
C19	76.2%	4.05（1.12）	27.7%
C20	71.5%	3.95（1.20）	30.4%
C21	71.4%	3.95（1.12）	28.4%
C22	71.5%	4.14（0.85）	20.5%
C23	47.6%	3.14（1.53）	48.7%
C24	57.1%	3.61（1.39）	38.5%
C25	61.9%	3.38（1.32）	39.1%
C26	52.3%	3.35（1.39）	41.5%
C27	85.7%	4.33（0.86）	19.9%
C28	57.2%	3.45（1.23）	35.7%
C29	100.0%	4.81（0.40）	8.3%
C30	90.5%	4.57（0.68）	14.9%
C31	90.5%	4.57（0.68）	14.9%
C32	80.9%	4.43（0.81）	18.3%
C33	71.4%	4.09（1.18）	28.9%
C34	76.2%	4.14（1.06）	25.6%
C35	80.9%	4.38（0.92）	21.0%
C36	90.4%	4.62（0.67）	14.5%
C37	80.9%	4.14（1.11）	26.8%
C38	80.9%	4.14（1.11）	26.8%
C39	71.4%	4.05（1.36）	33.6%
C40	71.4%	4.00（1.26）	31.5%
C41	80.9%	4.10（1.22）	29.8%

根据第一轮德尔菲专家咨询中专家所提的意见和建议，对于不符合同意率＞75%或重要性赋值均数＞3.5或变异系数＜0.25条件的二级指标"卫生筹资""政策措施""卫生服务可及性""卫生收支""满意度"，考虑到指标体系的稳定性，并在与专家进一步解释其内在含义及重要性且取得专家认可后予以保留，最终一级指标和二级指标未做改动。对于不符合上述条件的三级指标，根据专家意见，将三级指标中10项指标的名称或内涵进行改变，"每千人口卫技人员数""每千人口病床数""卫生支出占地区GDP百分比""基本医疗保险参加率""域内信息化覆盖水平""年诊疗人次""死亡率""再入院率""每医生日门诊量""医联体收入"分别进一步细化或更名为"基层医疗机构中级以上卫技人员数占比""基层医疗机构床位数占比""基层医疗机构年投入在年卫生支出中占比""三大医保整合程度""信息系统共享与否""基层医疗机构年诊疗人次""病死率""14天再入院率""二级及以上医疗机构每医生日门诊量""医联体收支结余"。删除"每千人口卫生资产额""人均卫生事业费""下派专家数量""远程会诊次数""平均住院日""医联体支出""医院诊疗量占比""向上转诊人次""向上转诊率""向下转诊人次"共10项指标。根据专家意见，新增3项三级指标，分别是"基层医疗机构每医生日门诊量""上转患者回转率""上转患者治愈率"。剩余的个别不符合条件的三级指标考虑到指标体系的稳定性和系统性，在与专家进一步解释其内在含义及重要性且取得专家认可后予以保留。最终在结构部分形成3项二级指标和8项三级指标，在过程部分形成4项二级指标和15项三级指标，在结果部分形成5项二级指标和11项三级指标。修改后的评价指标体系共包含3个一级指标、12个二级指标和34个三级指标。经过第一轮专家意见修改后的指标更注重评价基层医疗机构的诊疗能力、服务水平和资源配置，精细化程度和可操作性更强。

第二轮德尔菲专家咨询问卷指标体系指标、编码及释义见表3-9。

表3-9　第二轮专家咨询问卷指标、编码及释义

一级指标	二级指标	三级指标	指标解释
结构	卫生资源配置（B1'）	基层医疗机构中级以上卫技人员数占比（C1'）	地区当年基层医疗机构中级以上卫技人员数/地区当年中级以上卫技人员总数×100%
		基层医疗机构床位数占比（C2'）	地区当年基层医疗机构床位数/地区当年床位总数×100%
	卫生筹资（B2'）	基层医疗机构年投入在年卫生支出中占比（C3'）	地区当年对基层医疗机构投入总额/地区年卫生支出总额×100%
		三大医保整合程度（C4'）	当年城职保、城居保和新农合三大保险整合情况
	政策措施（B3'）	进修医生数量（C5'）	当年域内所有下级医疗机构向上级医疗机构派出进修医生数量

续表

一级指标	二级指标	三级指标	指标解释
结构	政策措施（B3'）	域内上级医院对下级医院开展技术培训次数（C6'）	当年域内所有上级医疗机构对下级医疗机构开展技术培训次数
		域内检验检查结果互认与否（C7'）	当年域内医疗机构间检验检查结果互认情况
		信息系统共享与否（C8'）	当年域内医疗机构间信息系统共享与否
过程	卫生服务提供（数量、质量）（B4'）	基层医疗机构年诊疗人次（C9'）	当年域内基层医疗机构总诊疗人次
		住院率（C10'）	当年域内年住院人（次）数/区域总人口数×100%
		三四级手术占比（C11'）	当年域内二级及以上医疗机构三四级手术台数/当年域内二级及以上医疗机构开展手术总台数×100%
		技术性劳务占比（C12'）	当年域内技术性劳务所得占总收入比例
		病死率（C13'）	当年域内因病死亡总人数/域内总人口数×100%
		14 天再入院率（C14'）	域内当年 14 天内因同一诊断入院人次/入院总人次×100%
	卫生服务效率（B5'）	二级及以上医疗机构每医生日门诊量（C15'）	二级及以上医疗机构月诊疗人次数/执业（助理）医师人数/本月日历天数
		基层医疗机构每医生日门诊量（C16'）	基层医疗机构月诊疗人次数/执业（助理）医师人数/本月日历天数
		每医生日负担床日（C17'）	月实际占用总床日数/执业（助理）医师人数/本月日历天数
		床位使用率（C18'）	实际占用总床日数/实际开放总床日数×100%
	卫生服务可及性（B6'）	距离县医院最远的村的平均距离和到达时间（C19'）	同指标名称
		距离乡镇卫生院（社区卫生服务中心）最远的村的距离和到达时间（C20'）	同指标名称
	卫生收支（B7'）	医联体收支结余（C21'）	域内所有医联体年收支结余
		医院收入（C22'）	域内医院年总收入
		基层医疗机构收入（C23'）	域内基层医疗机构年收入总额
结果	首诊制（B8'）	基层医疗卫生机构诊疗量占比（C24'）	域内年基层医疗卫生机构诊疗量/域内年总诊疗量×100%
	整合性（B9'）	门诊域内就诊率（C25'）	患者在域内年门诊就诊次数/患者年门诊总就诊次数×100%
		住院域内就诊率（C26'）	患者在域内年住院次数/患者年总住院次数×100%

续表

一级指标	二级指标	三级指标	指标解释
结果	连续性（B10'）	向下转诊率（C27'）	年域内向下转诊人次/域内年转诊总人次×100%
		上转患者回转率（C28'）	域内年上转患者回转至下级医疗机构人次/域内年向上转诊总人次×100%
		上转患者治愈率（C29'）	域内年上转患者治愈人次/域内年向上转诊总人次×100%
	医疗负担（B11'）	门诊次均费用（C30'）	（门诊医疗收入＋门诊药品收入）/（总诊疗人次数＋健康检查人数）×100%
		次均住院费用（C31'）	（住院医疗收入＋住院药品收入）/住院总人次数×100%
		自付比（C32'）	患者住院费用中自己所支付金额/患者在域内全部住院费用×100%
	满意度（B12'）	患者满意度（C33'）	同指标名称
		医务人员满意度（C34'）	同指标名称

　　第二轮德尔菲专家咨询问卷对结构、过程和结果指标的 Kendall's 协调系数各指标 P 值均小于 0.05，说明专家意见协调性高，见表 3-10。且相比较第一轮问卷，得分情况有了明显的提升，专家意见更集中。根据第二轮咨询专家所提意见，本书对评价指标体系进行了修改和完善。如表 3-11 和表 3-12 所示，对于不符合同意率＞75%或重要性赋值均数＞3.5 或变异系数＜0.25 条件的二级指标"满意度"，考虑到指标体系的稳定性及医务人员和患者满意度的重要意义，予以保留，最终一级指标和二级指标未做改动。三级指标方面，得分情况不符合条件的指标"三大医保整合程度""检验检查结果互认与否""病死率""距离县医院最远的村的平均距离和到达时间""距离乡镇卫生院（社区卫生服务中心）最远的村的距离和到达时间""医联体收支结余""医院收入""自付比""患者满意度""医务人员满意度"，删除"病死率"和"距离县医院最远的村的距离和到达时间"。"自付比"若变动会影响"医疗负担"这个二级指标的内涵和稳定性，予保留；同理，距"距离乡镇卫生院（社区卫生服务中心）最远的村的距离和到达时间"相对认可度较高，若删除会影响"卫生服务可及性"指标的稳定性，故予以保留。在对安徽省某市开展的实证调研过程中，本书发现"三大医保整合程度"和"检验检查结果互认与否"在体现分级诊疗效果方面具有重要意义，故予以保留；"患者满意度"和"医务人员满意度"意义不言而喻，予以保留。其余个别指标在与专家进一步解释其内在含义及重要性并在取得专家认可后予以保留。

表 3-10　第二轮问卷指标协调系数

指标	Kendall's 协调系数	χ^2	自由度	P
结构	0.270	48.604	10	<0.001
过程	0.344	111.472	18	<0.001
结果	0.171	48.782	15	<0.001

表 3-11　第二轮问卷二级指标结果

指标	同意率	均数（标准差）	变异系数
B1'	100.0%	4.68（0.48）	10.3%
B2'	88.9%	4.11（0.58）	14.1%
B3'	100.0%	4.63（0.50）	10.8%
B4'	100.0%	4.74（0.45）	9.5%
B5'	89.5%	4.42（0.84）	18.5%
B6'	84.2%	4.00（0.94）	23.5%
B7'	79.0%	3.84（0.90）	23.4%
B8'	100.0%	4.79（0.42）	8.8%
B9'	94.7%	4.63（0.60）	13.0%
B10'	100.0%	4.84（0.37）	7.6%
B11'	89.5%	4.21（0.98）	23.3%
B12'	79.0%	4.00（1.33）	33.3%

表 3-12　第二轮三级指标结果

指标	同意率	均数（标准差）	变异系数
C1'	94.7%	4.58（0.61）	13.3%
C2'	73.7%	4.00（0.88）	22.0%
C3'	94.8%	4.58（0.61）	13.3%
C4'	57.9%	3.42（1.22）	35.7%
C5'	79.0%	4.42（0.84）	19.0%
C6'	94.8%	4.42（0.61）	13.8%
C7'	100.0%	4.68（0.48）	110.3%
C8'	94.7%	4.74（0.56）	11.8%
C9'	100.0%	4.68（0.48）	10.3%
C10'	94.7%	4.37（0.60）	13.7%
C11'	94.7%	4.63（0.60）	13.0%

续表

指标	同意率	均数（标准差）	变异系数
C12'	94.7%	4.53（0.61）	13.5%
C13'	42.2%	3.26（1.28）	39.3%
C14'	89.4%	4.37（0.83）	19.0%
C15'	89.5%	4.53（0.84）	18.5%
C16'	100.0%	4.74（0.45）	9.5%
C17'	84.2%	4.21（0.71）	16.9%
C18'	94.2%	4.42（0.77）	17.4%
C19'	50.0%	3.33（1.03）	30.9%
C20'	68.4%	3.68（0.89）	24.2%
C21'	68.4%	3.74（1.19）	31.8%
C22'	47.3%	3.47（0.90）	25.9%
C23'	100.0%	4.37（0.50）	11.4%
C24'	100.0%	4.79（0.42）	8.8%
C25'	100.0%	4.79（0.42）	8.8%
C26'	100.0%	4.74（0.45）	9.5%
C27'	94.7%	4.63（0.60）	13.0%
C28'	89.5%	4.58（0.69）	15.1%
C29'	84.2%	4.32（1.06）	24.5%
C30'	84.2%	4.11（1.10）	26.8%
C31'	84.2%	4.26（0.87）	20.4%
C32'	68.4%	3.89（1.15）	29.6%
C33'	84.2%	3.95（1.27）	32.1%
C34'	73.7%	3.84（1.43）	37.2%

　　对于指标性质的界定，根据专家咨询结果，除"每医生日负担床日""14天再入院率""距离乡镇卫生院（社区卫生服务中心）最远的村的距离和到达时间""门诊次均费用""次均住院费用""自付比"是负向作用外，余皆为正向作用。二轮德尔菲专家咨询结果显示，专家积极系数分别为100%及90.5%，对结构、过程和结果指标评价的权威系数均大于0.8，二轮函询Kendall's协调系数结果显示专家意见协调性良好，说明专家对各指标的意见比较一致。二轮函询后，信度检验α值描述均大于0.7，说明问卷信度较好，见表3-13。最终，本书所确定的分级诊疗效果评价指标体系包含3个一级指标、12个二级指标和32个三级指标。

表 3-13　问卷信度分析结果

指标	条目数	α 值
结构	15	0.899
过程	20	0.870
结果	18	0.881

4. 层次分析法确定分级诊疗评价指标权重

层次分析法是美国运筹学家 Saaty（萨蒂）教授（邓雪等，2012）提出的一种多准则决策方法，可与其他方法如专家咨询法互为补充以确定权重，进行最终排序。本书将德尔菲专家咨询法与层次分析法相结合构建带权重的分级诊疗效果评价指标体系，规避了仅使用德尔菲法容易造成的权重预测和实际相矛盾的缺点，使结果更客观准确。

层次分析法操作步骤为：首先，建立结构层次模型，分为最上目标层，中间准则或指标层和最下方案层；其次，构造判断矩阵，矩阵元素值代表专家对每个指标相对重要性的认识，一般采用萨蒂提出的九标度法。若每层构成要素较多，可利用重要性赋值均数等方法进行比较，本书利用德尔菲问卷统计得出各指标的赋值均数，利用均数的差值确定具体标度，再输入到 yaahp 13.0 软件中进行求解。

利用 yaahp 13.0 软件进行本书指标体系结构层次模型的构建，见图 3-7。

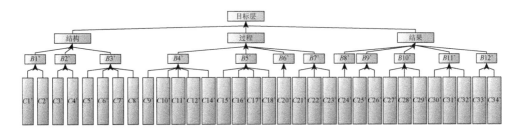

图 3-7　层次分析法结构层次模型

再依据萨蒂九标度法，得到一级指标结构、过程、结果的判断矩阵，见表 3-14。

表 3-14　一级指标的判断矩阵

项目	结构	过程	结果
结构	1	2	1
过程	1/2	1	1/2
结果	1	2	1

采用乘积方根法计算判断矩阵各行的几何平均值（$\overline{W_i}$）：

$$\overline{W_i} = \begin{pmatrix} 1.2599 \\ 0.6300 \\ 1.2599 \end{pmatrix}$$

对各行的几何平均值进行归一化处理得到特征向量和一级指标的权重系数：

$$W = \begin{pmatrix} 0.4000 \\ 0.2000 \\ 0.4000 \end{pmatrix}$$

计算得到判断矩阵的最大特征值 λ_{max}：

$$\lambda_{max} = 3.0000$$

计算一致性指标 CI（表 3-15）和一致性比率 CR。CR＜0.001。因此，一级指标判断矩阵与一致性检验符合要求。

表 3-15　平均随机一致性指标

指标	1	2	3	4	5	6	7	8	9	10
CI	0	0	0.58	0.90	1.12	1.24	1.32	1.41	1.45	1.49

同理利用 MATLAB 2010 计算剩余矩阵的权重和一致性，各指标均通过一致性检验，结果如表 3-16～表 3-29 所示。

表 3-16　一级指标各指标的权重及一致性检验结果

指标	结构	过程	结果	权重
结构	1	2	1	0.4000
过程	1/2	1	1/2	0.2000
结果	1	2	1	0.4000
一致性检验	$\lambda_{max}=3.000$，CI＜0.001，CR＜0.001，通过一致性检验			

表 3-17　结构各指标的权重及一致性检验结果

指标	B1'	B2'	B3'	权重
B1'	1	4	1	0.4444
B2'	1/4	1	1/4	0.1111
B3'	1	4	1	0.4444
一致性检验	$\lambda_{max}=3.000$，CI＜0.001，CR＜0.001，通过一致性检验			

表 3-18　过程各指标的权重及一致性检验结果

指标	B4'	B5'	B6'	B7'	权重
B4'	1	3	5	7	0.5806
B5'	1/3	1	2	4	0.2318
B6'	1/5	1/2	1	2	0.1213
B7'	1/7	1/4	1/2	1	0.0663
一致性检验	$\lambda_{\max} = 4.0283$，CI = 0.0094，CR = 0.0105＜0.1，通过一致性检验				

表 3-19　结果各指标的权重及一致性检验结果

指标	B8'	B9'	B10'	B11'	B12'	权重
B8'	1	1	1	4	5	0.2963
B9'	1	1	1	3	4	0.2675
B10'	1	1	1	4	5	0.2963
B11'	1/4	1/3	1/4	1	1	0.0750
B12'	1/5	1/4	1/5	1	1	0.0648
一致性检验	$\lambda_{\max} = 5.0179$，CI = 0.0045，CR = 0.0040＜0.1，通过一致性检验					

表 3-20　B1' 各指标的权重及一致性检验结果

指标	C1'	C2'	权重
C1'	1	4	0.8000
C2'	1/4	1	0.2000
一致性检验	$\lambda_{\max} = 2$，CI = 0，通过一致性检验		

表 3-21　B2' 各指标的权重及一致性检验结果

指标	C3'	C4'	权重
C3'	1	8	0.8889
C4'	1/8	1	0.1111
一致性检验	$\lambda_{\max} = 2$，CI = 0，通过一致性检验		

表 3-22　B3' 各指标的权重及一致性检验结果

指标	C5'	C6'	C7'	C8'	权重
C5'	1	1	1/2	1/3	0.1444
C6'	1	1	1/2	1/3	0.1444
C7'	2	2	1	1	0.3197
C8'	3	3	1	1	0.3915
一致性检验	$\lambda_{\max} = 4.0206$，CI = 0.0069，CR = 0.0076＜0.1，通过一致性检验				

表 3-23　B4'各指标的权重及一致性检验结果

指标	C9'	C10'	C11'	C12'	C14'	权重
C9'	1	2	1	1	2	0.2599
C10'	1/2	1	1/2	1	1	0.1493
C11'	1	2	1	1	1/2	0.1970
C12'	1	1	1	1	1	0.1970
C14'	1/2	1	2	1	1	0.1970
一致性检验	$\lambda_{max} = 5.2384$，CI = 0.0596，CR = 0.0532＜0.1，通过一致性检验					

表 3-24　B5'各指标的权重及一致性检验结果

指标	C15'	C16'	C17'	C18'	权重
C15'	1	1/2	2	1	0.2189
C16'	2	1	4	3	0.4846
C17'	1/2	1/4	1	1	0.1302
C18'	1	1/3	1	1	0.1663
一致性检验	$\lambda_{max} = 4.0458$，CI = 0.0153，CR = 0.0170＜0.1，通过一致性检验				

表 3-25　B7'各指标的权重及一致性检验结果

指标	C21'	C22'	C23'	权重
C21'	1	2	1/4	0.1929
C22'	1/2	1	1/6	0.1061
C23'	4	6	1	0.7010
一致性检验	$\lambda_{max} = 3.0092$，CI = 0.0046，CR = 0.0079＜0.1，通过一致性检验			

表 3-26　B9'各指标的权重及一致性检验结果

指标	C25'	C26'	权重
C25'	1	1	0.5000
C26'	1	1	0.5000
一致性检验	$\lambda_{max} = 2$，CI = 0，通过一致性检验		

表 3-27　B10'各指标的权重及一致性检验结果

指标	C27'	C28'	C29'	权重
C27'	1	1	2	0.4000
C28'	1	1	2	0.4000
C29'	1/2	1/2	1	0.2000
一致性检验	$\lambda_{max} = 3.000$，CI＜0.001，CR＜0.001，通过一致性检验			

表 3-28　B11'各指标的权重及一致性检验结果

指标	C30'	C31'	C32'	权重
C30'	1	1	1	0.3275
C31'	1	1	2	0.4126
C32'	1	1/2	1	0.2599
一致性检验	$\lambda_{max}=3.0536$，CI$=0.0268$，CR$=0.0462<0.1$，通过一致性检验			

表 3-29　B12'各指标的权重及一致性检验结果

指标	C33'	C34'	权重
C33'	1	1	0.5000
C34'	1	1	0.5000
一致性检验	$\lambda_{max}=2$，CI$=0$，通过一致性检验		

最终得出带总权重的分级诊疗效果评价三级指标体系。由每项指标权重比较后发现，卫生资源配置部分的基层医疗机构中级以上卫技人员数占比、首诊制部分的基层医疗卫生机构诊疗量占比在总分为 1 分制的评价体系中权重均大于 0.1，说明这两项指标尤为重要，见表 3-30。

表 3-30　分级诊疗效果评价三级指标体系

一级指标	一级指标权重	二级指标	二级指标权重	三级指标	三级指标权重
结构	0.4000	卫生资源配置（B1'）	0.1778	基层医疗机构中级以上卫技人员数占比（C1'）	0.1422
				基层医疗机构床位数占比（C2'）	0.0356
		卫生筹资（B2'）	0.0444	基层医疗机构年投入在年卫生支出中占比（C3'）	0.0395
				三大医保整合程度（C4'）	0.0049
		政策措施（B3'）	0.1778	进修医生数量（C5'）	0.0257
				域内上级医院对下级医院开展技术培训次数（C6'）	0.0257
				域内检验检查结果互认与否（C7'）	0.0568
				信息系统共享与否（C8'）	0.0696
过程	0.2000	卫生服务提供（数量、质量）（B4'）	0.1162	基层医疗机构年诊疗人次（C9'）	0.0302
				住院率（C10'）	0.0173
				三四级手术占比（C11'）	0.0229
				技术性劳务占比（C12'）	0.0229
				14 天再入院率（C14'）	0.0229

一级指标	一级指标权重	二级指标	二级指标权重	三级指标	三级指标权重
过程	0.2000	卫生服务效率（B5'）	0.0463	二级及以上医疗机构每医生日门诊量（C15'）	0.0101
				基层医疗机构每医生日门诊量（C16'）	0.0225
				每医生日负担床日（C17'）	0.0060
				床位使用率（C18'）	0.0077
		卫生服务可及性（B6'）	0.0243	距离乡镇卫生院（社区卫生服务中心）最远的村的距离和到达时间（C20'）	0.0243
		卫生收支（B7'）	0.0133	医联体收支结余（C21'）	0.0026
				医院收入（C22'）	0.0014
				基层医疗机构收入（C23'）	0.0093
结果	0.4000	首诊制（B8'）	0.1185	基层医疗卫生机构诊疗量占比（C24'）	0.1185
		整合性（B9'）	0.1070	门诊域内就诊率（C25'）	0.0535
				住院域内就诊率（C26'）	0.0535
		连续性（B10'）	0.1185	向下转诊率（C27'）	0.0474
				上转患者回转率（C28'）	0.0474
				上转患者治愈率（C29'）	0.0237
		医疗负担（B11'）	0.0300	门诊次均费用（C30'）	0.0098
				次均住院费用（C31'）	0.0124
				自付比（C32'）	0.0078
		满意度（B12'）	0.0259	患者满意度（C33'）	0.0130
				医务人员满意度（C34'）	0.0129

第4章 研究对象的选择

4.1 四个县（市）分级诊疗推进情况

本书选取了江苏省启东市、福建省尤溪县和青海省互助土族自治县与安徽省某市做比较，了解它们的分级诊疗推进情况。阶段性对比分析具有现实指导意义，本书基于上文所述 WHO 卫生系统六大模块理论，结合《关于推进分级诊疗制度建设的指导意见》中十条考核评价标准，对四个县（市）分级诊疗实践情况进行对比分析。

四个县（市）2017 年地区经济、人口和卫生状况见表 4-1。

表 4-1 四个县（市）2017 年概况

指标	启东市	某市	尤溪县	互助土族自治县
土地面积/平方公里	1 208	1 770	3 463	3 424
人口/万人	112	63	45	37
地区生产总值/亿元	989.5	361.4	220.0	106.4
常住人口人均 GDP/元	103 950	58 621	64 000	—
城/乡居民可支配收入/元	37 400/19 900	29 566/16 668	30 846/15 849	27 800/9 810
医疗卫生机构/个	425	286	374	33
执业（助理）医师数/人	2 163	1 173	758	675
千人口卫技人员/人	4.70	4.83	4.84	—
床位数/张	—	3 309	1 453	663
总诊疗人次/万人次	—	—	202.26	—
基层医疗机构诊疗人次/万人次	—	—	127.44	—
新农合参合率	99.96%	100%	—	98.55%
年上转/下转人次/人	—	1 305/6 130	—	—
域内就诊率	90.00%	92.90%	90.75%	—

资料来源：四个县（市）卫健委官网

根据分级诊疗推行模式的异同，四个县（市）做法可分为三类。一是以江苏省启东市为代表的医疗集团管理型，集团内部统一管理、独立运营、分工协作，集团内医院共享龙头医院的先进诊疗技术和设备。二是以安徽省某市和青海省互助土族自治县为代表的医共体整合型，安徽省某市在其域内由市级医院牵头，分别与基层卫生机构组成医共体，医共体内推行分级诊疗运行机制，牵头医院为下辖医疗机构进行技术支持、人才培养和远程指导等，且资源共享；青海省互助土族自治县则推行将基层医疗机构转变为县级医院分院的医共体形式，实行包括行政、业务、财务、人员、资产和考核在内的"六统一"，比较而言，安徽省某市医共体的整合方式以医疗管理整合为主要切入点，互助土族自治县医共体的整合方式则更为彻底。三是以福建省尤溪县为代表的三医联动型，即推进医疗、医保、医药"三医联动"综合改革，组建隶属于政府的医疗保障基金管理中心，实现医保覆盖范围和筹资政策等在内的"六统一"。具体情况见表 4-2。

表 4-2　医改县（市）分级诊疗政策实践比较

项目		医疗集团管理型	医共体整合型		三医联动型
		江苏省启东市	安徽省某市	青海省互助土族自治县	福建省尤溪县
诊疗模式	组织构成	金字塔形：三级医院、二级中心医院和乡镇卫生院组成两个医疗集团	健康管理网络：医院、乡镇医院和社区卫生服务中心组成两个医共体	金字塔形：将乡镇卫生院转变为县级医院分院	健康管理网络型：医院、乡镇卫生院以及村卫生室统一管理，成立县总医院
	服务内容	基本医疗、家庭医生、健康管理	基本医疗、家庭医生、慢病管理、公共卫生、健康教育、医养结合	基本医疗、公共卫生、慢病筛查	全方位、全过程、全生命周期的卫生与健康服务
治理机制	行政规制	市卫健委发文规定双向转诊指征、程序和转诊率	制定医共体内考核机制，确定各级别医疗机构收治、转诊病种，建立转诊"绿色通道"，严格外转审批	统一慢病诊断、转诊标准和乡村两级治疗方案，建立转诊"绿色通道"	统筹推进医药、医保、医疗"三医联动"综合改革，成立医疗保障基金管理中心
	经济约束	转诊率、平均住院日等指标纳入绩效考核	兑现医共体内部利益分配；将家庭医生签约、公共卫生、健康教育与绩效考核挂钩	村医收入补助	健全考核体系
生产要素	人力资源	定向培养全科医学生、奖励基层就业	建立基层人员培训激励基金、制定编制周转池制度	制定人才流动、定向培养和乡村医生准入和退出机制	乡镇卫生院在岗无编人员收入补助
	信息技术	集团内部技术资源共享互助、检查检验结果互认	建成互联互通的城乡医疗信息化系统、发行居民健康卡、建设市云药事安全服务系统	建成医保一体化"一站式"结算服务系统和分级诊疗信息系统	医疗机构间信息系统互联互通，资源共享、可分级诊疗和转诊预约
	医疗技术	加大对基层医疗机构设施投入、完善驻村医生制度	加大对基层医疗机构的设施投入，医共体内多点执业，与周边三甲结对，帮扶基层医院，对乡镇卫生院和村卫生室的公共卫生和健康教育进行考核	加大对基层医疗机构的建设力度、医疗对口帮扶	对口帮扶、医师定期驻村制度

续表

项目			医疗集团管理型	医共体整合型		三医联动型
			江苏省启东市	安徽省某市	青海省互助土族自治县	福建省尤溪县
生产要素	医保	供方	—	新农合和城镇居民医保资金按照人头年初总额预付，年底核算，超支不补，结余留用	—	成立医疗保障基金管理中心统管城镇职工医保和城乡居民医保、开发医保监控系统
		需方	调整起付线、报销比例、药品补偿比例	按病种付费与临床路径付费、医保差异化报销政策	差异化报销政策	住院费用按病种付费、提高参保补助与住院补偿、降低住院预缴与住院费用、执行统一报销政策和大病统筹
	医药		实行药品零差价销售、调整医疗服务价格	实行药品零差价销售、调整医疗服务价格	两所县级医院取消药品加成	药品零差价销售、"一品两规""两票制""药品采购院长负责制"、限价采购医用耗材
	医疗设备		集团内部共享龙头医院的先进诊疗设备和技术	医共体内大型医疗设备共享，基层首诊检查绿色通道	—	资源共享

各省（市）推行分级诊疗方式各有侧重，普遍注重行政手段和经济手段相结合。推行分级诊疗的根本目的在于提高优质医疗资源可及性和医疗服务连续性，为患者提供全生命周期的健康维护，但不同地区因自身发展程度、地域特点、人口数量等因素在选择分级诊疗推行的方式方法时存在差异。比较而言，启东市注重行政规制，安徽省某市注重整合体自治，尤溪县则借助医保重组。各县（市）在推行分级诊疗方面都取得了不小成绩，以安徽省某市为例，2017年镇卫生院门诊人次同期上涨5.5%，住院人次同期上涨21.53%，2017年医共体内下转6130人次，大幅超过上转人次，改变了分级诊疗上转容易下转难的局面。

通过对这四个县（市）分级诊疗推进模式进行归纳发现：政府在分级诊疗推行过程中的角色——既要引导方向，又不能过多参与其中从而限制了医疗机构的活力。尤溪县医改能够顺利开展和地方政府强有力的领导及各部门有效配合不无关联（潘多拉，2013）。基层医疗机构生产要素的完备和优化是分级诊疗推行的重要支撑。基层医疗机构实力的提升离不开人、财、物配置的升级。有学者通过调研发现医改取得成效的同时仍存在部分药品短缺、基层医护人才匮乏等问题（阳明春等，2017）。注重卫生人才的流通、信息系统的互联、医药检验检查的互通才能让医疗资源联动起来，改变患者辗转于不同医疗机构的困局。在卫生人力资源建设方面，对招收"新人"采取定向培养和资金激励的方式鼓励其到基层就业，为已有的"老人"提供进修、培训等机会是四个县（市）的特色做法；戴卫东和陈岑（2018）认为提高薪酬待遇和发展空间能够促使年轻全科医生加入基层医疗团队，提升现有家庭医生诊疗水平。在信息技术建设方面，信息化的完善也是实现医学"临床—科研—教学"一体化提升的关键步骤，但同时应注意卫生信息的保密和安全。在卫生筹资和医保模式的选择方面，四个县（市）中安徽省某市和尤溪县都采取了医保总额预付制，如尤溪县医保管理中心对总医院实行"总额包干、超支自付、节余留用"，说明该模式代表了一种建设分级诊疗乃至实现医改的趋势。在综合提升基层卫生服务能力方面，王欣和孟庆跃（2016）建议从整体出发，运用加强机构间协作的方式来提高基层医疗机构的服务能力。

4.2　安徽省某市作为研究切入点的原因

4.2.1　内在逻辑严密、外在效果显著

上述四个县（市）在推进分级诊疗措施方面各有侧重，而安徽省某市探索的新型医改模式，受到 WHO 和世界银行的高度赞誉。仅 2017 年，全国就有 29 个省区市的 297 个市县区人员分 500 多批次至安徽省某市考察医改经验。安徽省某市做法也引起了学术界的注意，一些学者认为安徽省某市分级诊疗模式代表着整合医疗卫生的发展方向。而本书选取安徽省某市作为分级诊疗研究切入点不仅是因为就关键指标——域内就诊率、下转率而言，安徽省某市表现出色，更是因为安徽省某市医改呈现出来的整合思维和严密的逻辑性。萧庆伦认为：一个行之有效的改革方案必须具有系统性，不同措施间应该环环相扣，若改革只是参考一部分或者零星几个福建省三明市的改革措施，那么依然无法摆脱过去十年"按下葫芦浮起瓢"的困境①。安徽省某市分级诊疗模式之所以能成为县域整合医疗的典范，顺利推行分级诊疗并成功践行"基层首诊、双向转诊、急慢分治、上下联动"16 字方针，并非一蹴而就，是过去多年医改政策叠加作用的结果，包括 2010 年药品零差率销售政策、基层医疗机构人员聘用制、绩效考核制度；2015 年开始的医共体建设探索；2016 年医保预付补偿机制。但现在对其推行的分级诊疗相关政策包的研究并不深入。在外界看来，目前安徽省某市分级诊疗推进措施最闪光的是县域医疗一体化，该县目前有两个医共体共生存、共竞争（某民营医院在本书开始时已退出医共体建设），单从县域内就诊率超过 90% 来看，县域内医疗机构能很好地留住病人，转变混乱、无序的医疗格局，但是其内部运作机制、矛盾协调方法都是盲点。

---

① 《萧庆伦：制度建设是决定中国医改成效的关键——对公立医院改革和分级诊疗建设的建议》，http://health.people.com.cn/n1/2017/0301/c14739-29115564.html[2017-03-01]。

4.2.2　切合时下热点、聚焦重点难题

自中央层面致力推动分级诊疗，不少热点词汇"霸屏"热搜榜：医联体、医共体、三医联动、家庭医生签约制、按病种付费、两票制、按人头付费、总额预付、医养结合等。这些热点词汇几乎都可以在安徽省某市分级诊疗模式中看到初步实践效果。例如，安徽省某市的医共体建设特色鲜明，在市内以两家公立医院牵头组建两个特色鲜明的医共体，将其余医疗机构都分类收纳其中，各自形成利益和服务一体化，荣辱与共，医共体间又发挥所长，相互竞争。在按病种诊疗方面，安徽省某市分级诊疗模式规定了基层乡镇卫生院收治的 50 余种疾病和治疗过程中涵盖的 247 个病种的 263 条临床路径，也对双向转诊的标准做了明确规定。安徽省某市分级诊疗模式的总额预付、医保结余资金分配、家庭责任医生团队签约服务和防治结合等体制与机制都为该地区分级诊疗的顺利开展提供了保障，对分级诊疗开展过程中的"必答题"和"选答题"都给出了安徽省某市的答案。安徽省某市分级诊疗模式虽然只是一个县域整合医疗服务模式，但是可谓涵盖热点，多点出击，在创新分级诊疗体制机制的基础上，激发了公立医疗机构活力，变被动为主动，变僵化为流动，在促进公立医院服务方式转型和提升百姓对基层医疗的信心方面起到了带头示范作用。因此，这样的安徽省某市分级诊疗模式亟须深入探究，惠及百姓。

4.2.3　树立县域示范、推动分级诊疗

我国县级公立医院改革推行多年，虽有典型地区在某些做法、方式上亮点鲜明，但全国范围内还没有医改综合改革样板，改革的可持续性、可复制性和全面性研究还需要深入。我国有两千余个县（包含县级市），县是我国最基本和最稳定的行政单元，具有悠久的历史。一个县范围内的三级医疗机构体系一般都比较完整，研究和树立分级诊疗县一级的示范典型的可操作性和借鉴意义较强。分级诊疗的最终助力是人民群众对最基层医疗机构信心的增强，最终的落脚点是群众获益、百姓满意。北京大学国家发展研究院李玲教授认为，安徽省从根源着手，综合改革，破除以药养医旧制，建立公益性新制，规范药品流通，扭转医务人员激励机制，促进社会和谐发展，可谓全国医改的样板（李玲和江宇，2014）。所以，解剖好安徽省某市分级诊疗模式这只"麻雀"对走活全国分级诊疗这盘大棋不可谓不关键。

第5章 安徽省某市分级诊疗效果的实证研究①

5.1 实 施 背 景

安徽省某市共有 14 个镇、2 个街道和 2 个省级经济开发区。安徽省某市经济一直以来居省前 10。市内有两家县级公立医院（市人民医院和中医院）、14 个镇卫生院（整合后最新情况）、2 个社区卫生服务中心、163 个村卫生室和 5 家民营医院。2009 年，安徽省某市开展基层药品零差率和人员核岗定编改革，允许基层医疗机构按照全省统一规定，收支结余的 50%进行二次分配，后对基层医疗机构施行全额财政补助（安徽省某市卫健委主任）。2013 年，安徽省某市两家县级公立医院开始通过省医药集中采购平台实行网上采购，当年安徽省某市县域内就诊率就已经达到 90.8%，提前实现"大病不出县"医改目标。就县域内就诊率这一项指标来看，安徽省某市在全省范围内重视得早，也抓得好。改革后，县级医院能力提升明显，基层医疗机构由于医疗设备老化和服务能力不足，90.8%的县域内就诊率里约 70%在县级医院，只有约 20%在基层医疗机构。虽然基层医疗机构职工工资待遇能保证，但和县级医院待遇差距较大（安徽省某市卫健委主任）。在这样的背景下安徽省某市开展了医共体建设。2015 年，安徽省某市以县域医共体建设为突破口，加快推进分级诊疗，取得一定成效。2016 年和 2017 年均获得国家落实有关重大政策措施"真抓实干"成效明显的县市表彰。

5.2 推进过程及政策措施归纳

本节运用上文所构建的分级诊疗的理论分析框架来分析安徽省某市分级诊疗具体实施路径。

在治理机制方面：主要通过成立市一级医管会和组建医共体来作为分级诊疗推动的依托。2015 年从整合医疗机构开始，进行"自愿组合，双向确定"的医共体组建工作（安徽省某市卫健委主任）。由市人民医院、中医院和某民营医院牵头分别与全市 36 家基层医疗机构签订协议组成三个医共体（2017 年民营医疗机构医共体由于运营不善，自行退出医共体）。各医共体设立理事会，制定管理章程，

---

① 本章部分内容引自对安徽省卫健委领导、安徽省某市卫健委领导、安徽省某市医共体负责人、安徽省某市医共体管理人员和安徽省某市医保负责人的采访，访谈提纲见附录 4～附录 8。

实行医共体理事会领导下的分院院长负责制。2016 年成立公立医院管理委员会，由市主要领导成立公立医院改革领导小组，下放人事分配等六项权力；将改革目标和任务分解到相关部门和单位。在医共体建设时，市卫生和计划生育委员会其实将其一部分权力授权给了医共体牵头医院，医共体牵头医院还是有话语权的（安徽省某市中医院院长）；将医疗改革办公室由市发展和改革委员会转设到市卫生和计划生育委员会；建立报告和通报制度；破除以药养医、取消收支两条线、明确"定项 + 专项"财政补偿办法并逐步健全财政补偿机制；建立县级医院总会计师制度。2018 年，创建医共体"九部一中心"工作机制，在两家牵头医院成立医共体管理中心，下设药事管理部、医务工作部等九个工作部，对所辖基层医疗机构实现全面管理。医共体牵头医院宏观把控整个医共体发展，不会插手基层医疗机构日常事务，年底主要考核乡镇卫生院院长能力，村医则由乡镇卫生院考核，但是村医绩效考核方案需报给牵头医院（人民医院医共体办公室主任）；医共体牵头医院管理的主要抓手是绩效考核，考核主要对象是院长，考核指标有县域内就诊率、慢转急发病率等，对基层卫生院院长施行年薪制，只要指标比上年下降就得分，医共体能不能走长走远主要还是在于经济激励（安徽省某市人民医院院长）。

在医保筹资方面：主要是通过整合医保基金、将其按人头打包预付的方式来实现引导就医、控制总量和经济激励。2015 年从整合新农合基金开始，运用医保总额预算包干的形式年初预拨付给医共体，年底医保结余基金在医共体内进行二次分配（安徽省某市卫健委主任）。2016 年 6 月，安徽省某市在全省率先成立城乡居民医疗保障基金管理中心，由医管会直接领导，三大医保合署办公；医共体进一步推进按人头总额预付和按病种付费相结合的方式；医共体的医保基金实行按人头的总额预付、临床路径下的按病种付费方式，其余按项目支付，为推进分级诊疗，安徽省某市医保起付线和报销比例在不同层级医疗机构间拉开差距，每级医院（大约）差 10%，域外（大约）差 15%，转诊下去的患者无起付线（安徽省某市医保中心主任），超支由县级医院承担，结余由县级医院、镇卫生院和村卫生室按 6：3：1 比例分配；通过推行总额预付制，医疗机构对医保基金变被动管理为主动管理，这种改变使得过去由医保行政部门看着医疗机构使用基金，变成现在医保行政部门帮助医疗机构一起看基金使用（安徽省某市医保中心主任）。2017 年，兑现医共体内部利益分配——对 2016 年度新农合结余基金在医共体内部进行了分配。2018 年，成立安徽省某市医疗保障基金管理中心，实现城乡居民医保基金包括覆盖范围、筹资政策、医保目录等在内的"六统一"；同时，2018 年县域医共体按人头总额预算管理范围扩大到城乡居民医保资金；选取 50 个病种，开展"同病同保障"补偿试点。

在提高医疗水平方面：巧用绩效考核、主推家庭医生签约，牵头医院带动基层医疗机构协同发展、医共体内资源共享。2015 年，全市县级医院开始推行临床路径，牵头医院花大力气推行临床路径，刚推行时难度会很大，主要是因为临床路径和医生看病用药习惯不一致，针对这一点牵头医院逐步引导，经济激励，推行临床路径管理下的按病种付费。临床路径对医院的好处是提高医疗质量，对医保的好处是控费（安徽省某市人民医院院长）；开展对口支援；注重中心卫生院服务能力建设，帮助符合条件的中心卫生院创建二级医院；确定县级医疗机构收治病种 122 个和乡镇卫生院（社区卫生服务中心）收治病种 50 个。2016 年持续调整医疗服务价格，突出医务人员劳动价值；建立公立医院绩效考核制度，考核结果与财政补助、院长年薪挂钩；确定市和乡医疗机构不得外转病种目录；开展县级公立医院出院患者满意度第三方评价；牵头医院通过技术支持、人才培养、结对帮扶、远程帮助等方式，提升基层医疗服务能力。2017 年，规范医共体相关考核，医共体由市医管会进行考核，主要考核指标包括县域内就诊率、患者就医实际报销比、医疗费用增长率、医保基金县域内支出率等，考核结果与牵头医院财政拨款、院长年薪等挂钩；2017 年，牵头医院拿出 1000 万元对基层医疗机构进行绩效考核；针对分级诊疗落实情况，单拿出 400 万元调动基层医疗机构积极性，主要考核指标为县域内就诊率等 5 项内容，对其进行横比纵比（人民医院医共体办公室主任）；将家庭医生签约服务纳入政府对镇（街）卫生计生目标绩效考核内容；依托牵头医院成立院感、检验、康复等 13 个质控中心，全面强化基层医疗服务质量监管，牵头医院从之前单纯"管医院"向"管医疗体系"转变。2018 年，2 家县级医院按照三级综合医院评审标准开展创建；整合全市 20 家基层卫生机构分院、门诊部和所辖建制镇卫生院，将优质医疗资源向镇卫生院集中；建设中心卫生院特色专科；农村实行"1＋1＋2"家庭医生签约服务团队模式，即 1 名医共体牵头医院卫生技术人员加 1 名基层卫生院卫生技术人员加 2 名村级卫生技术人员（1 名村医和 1 名保健员），家庭医生签约可以将患者稳固在基层的同时实时掌握基层群众健康状况、治未病、降低总体医疗费用，以此稳固三级医疗服务体系（安徽省某市中医院院长）；城市实行"1＋6＋3"社区一站式服务团队模式，即 1 名医共体牵头医院卫生技术人员加 6 名街道卫生服务中心卫生计生技术人员加 3 名社区保健员的签约服务团队，对签约群众提供定期随访、体检、健康指导等个性化服务。

在药品医疗器械设备方面：使药采官方平台和整合体中心药房互为补充，资源共享，保障必须药品使用。2015 年成立安徽省某市公立医院药品耗材带量采购领导小组，完成县级医院和基层医疗机构的药品目录遴选工作，将药品带量采购节省费用让利于民——药品价格较改革前下降 30%。2016 年在 2015 年基础上加强重点药物使用监控。2018 年，完善市镇村一体化药品供应保障机制。在牵头医院设立中心药房，统一药品采购目录，统一网上采购，镇村紧缺药品由中心药房统一调配。基层医疗机构的西药主要还是按（卫健委）药品目录采购，牵头医对其进行中药的成本配送——要扶持基层。一些基层医疗机构不能做的检验检查，病人在基层医疗机构交钱，然后去牵头医院做，可能病人还没有回去但是基层医疗机构已经收到磁共振报告结果了。但是目前各种信息系统之间还存在技术壁垒，确实会造成资源浪费（安徽省某市人民医院院长）。在药品方面，医共体牵头医院对乡镇卫生院进行零差价配送，中成药允许它们有 30%的加成；西药的配送用卫健委的目录，但医共体牵头医院会保障下面部分急救药品等的使用（人民医院医共体办公室主任）。县级医院对基层医疗机构中药采取同质化配送，运用中医药优势，连防带治、防治结合、关口前移（安徽省某市中医院院长）。

在卫生人力资源建设方面：简化招人用人流程，积极探索"高招低用"模式。2015 年开始开展到龄退出村医补助工作。2016 年建立公立医院院长年薪制。2017 年，在全省率先制定与实行县级公立医院和基层医疗卫生机构编制周转池制度，解决医疗机构人才短缺问题。2018 年，使用编制周转池制度，进一步探索县招乡用、县管乡用等用人机制和医共体内人才流动机制；加大人才引进力度、鼓励市直医院优秀人才到乡镇卫生院和社区卫生服务中心注册行医、多点执业，简化校园招聘程序。在招人用人方面，基层医疗机构把每年要招的人报给卫健委，目前还是卫健委统一招考，逢进必考，下一步可能会施行全市医疗机构事业编制周转池制度，但是现在还没开始施行（人民医院医共体办公室主任）。

在信息化建设方面：整合医疗、健康和公共卫生平台，信息互认和互联互通。2016 年依托县级公立医院，建设区域 HIS（hospital information system，医院信息系统）、影像等五大中心，基本实现医共体内部信息共享、互通，检验结果互认；镇卫生院与村卫生室可通过远程，由医共体牵头医院专家提供及时会诊指导。2017 年，加快开发资源共享、信息互通、检查结果互认的全市综合性医疗服务信息系统开发建设；市级健康信息平台完成开发，能对上连接省健康信息平台，对下收集市人民医院数据。2018 年，在 2017 年底完成全市智慧信息平台重建的基础上重点完成了健康档案共享、双向转诊信息化使用、区域影像会诊应用、区域心电会诊应用；建成并使用家庭医生签约服务系统。分级诊疗的转诊主要是运用县乡村一体化的双向转诊系统（和 HIS 是两个平台），但是有时会出现患者不遵医嘱执行的情况，而医共体内医生之间有很多工作、情感的联络，因此牵头医院医生也常采用直接打电话给基层医疗机构的方式来解决，有时效率也很高（人民医院医共体办公室主任）。

在公共卫生预防康复建设方面：绩效经济激励，预防早治前移，探索医养结合，公共卫生和家庭医生签约两手抓。大健康管理主抓两方面，一是公共卫生，二是家庭医生签约。原先公共卫生抓不起来，是因为经费都是财政全额拨款，考核合格与否，因涉及民生，最后钱都得发下去。因此安徽省某市把公共卫生和家庭医生签约一起抓，引入竞争机制的经济激励机制——公共卫生和家庭医生签约都是每个人 30 元，村医多签多得，这样还能通过家庭医生签约服务加强党和群众的联系，所以安徽省某市医共体对辖区内人员不仅治病，还提供健康管理（安徽省某市卫健委主任）。2016 年，安徽省某市医疗体系的职能开始从以医疗卫生服务为中心向以健康管理为中心转变，在两家公立医院设置健康管理中心，指导基层医疗机构开展基本公共卫生和慢病管理；在乡村开展家庭医生签约服务，对老年人和高血压、糖尿病患者等慢病人群提供个性化健康管理服务，成立糖尿病防控联盟，将高血压、Ⅱ型糖尿病免费服药工作纳入政府年度"为民办十件实事"；开展"上消化道癌症早诊早治"活动。2017 年，在家庭医生个性化医疗服务包签约服务中增加血型鉴定、家族史、遗传史、过敏史、慢性病史等内容；基本公共卫生服务中签约服务专用经费（每人十元）由县域医共体牵头医院考核发放，以前牵头医院管公共卫生没有抓手，乡镇卫生院又没有足够的把控能力，现在不一样了，将其和家庭医生签约相结合，公共卫生也能踏踏实实地考核（安徽省某市人民医院院长）；将高血压、Ⅱ型糖尿病患者免费服药经费列入市财政预算；积极探索医养结合：基层医疗机构未来的发展方向是打造智慧医疗综合楼，搞医养结合；而且要把基本公共卫生、家庭医生签约服务和健康扶贫等工作都结合起来（安徽省某市某镇卫生院院长）；推动医养结合工作，以两个社区为依托，建立居家养老服务中心。2018 年，对高血压、糖尿病等慢性病高发人群同时开具常用药处方和健康个性化定制处方，加强健康干预；积极实施上消化道癌、女性两癌和脑卒中的早诊早治工作；支持某医院积极创建和申报省级医养结合示范项目和医养结合示范中心。

5.3　阶段性成果概述

2015 年，安徽省某市开始了以医共体建设为抓手、医疗资源整合为依托的分级诊疗推进模式的探索，为分级诊疗全面推开奠定了基础，但具体实施路径还不成熟，所以也有了次年众多创新性举措的出现。

2016 年是安徽省某市分级诊疗建设取得关键性突破的一年，以医保支付方式和信息化建设为亮点的措施为分级诊疗落地增色不少，经济杠杆的效用开始凸显，互联互通为分级诊疗提供了重要支撑，在众多举措推动下，安徽省某市县域内就诊率提升到 92.24%；市人民医院医疗费用增长率为 5%，中医院为 7%，分别同比下降 5.5% 和 3.8%；患者自付比从前一年的 40% 下降到 31%；两家公立医院工资总额同比增长 15.2%，医务人员年均收入由 2012 年约 5 万元增加到 2015 年 10 万元以上，增加一倍余；通过满意度第三方调查，两家公立医院满意度保持在 92% 以上。

2017 年是安徽省某市分级诊疗持续推进的一年，分级诊疗得到进一步落实：

县域内就诊率达 92.9%，远超省平均水平；乡镇卫生院门诊和住院人次分别较前一年同期上涨 5.5%和 21.53%；乡镇卫生院可治疗病种达 90 种，比 2012 年增加 40 种；医共体内下转人次远超上转人次，初步形成"小病首诊在基层，大病在县内，康复治疗回基层"的良性就医格局；新农合实际补偿比达 70%，个人自付医疗费用比降低至 30%；市人民医院和中医院门诊次均费用分别比上年同期下降 3%和 4.8%，市人民医院和中医院住院次均费用分别同比下降 3.2%和 0.7%；安徽省某市县级医院可治的病种达 2254 种，比 2012 年增加了 357 种；新建了 ICU（intensive care unit，重症监护治疗病房），新增省级以上重点专科 7 个；两家县级医院医务人员平均工资分别达 13.6 万元和 11.6 万元，较医改前增加一倍。2017 年，安徽省某市分级诊疗格局框架基本形成。通过总结这一年政策措施可以发现，既定的方案进一步落实，成果进一步巩固，尤其是安徽省某市医改和医共体管理层已经"腾出"精力关注"防病"，将治疗的关口前移到预防，从根本上保障区域百姓健康。

2018 年是安徽省某市分级诊疗建设持续推进之年，出台的分级诊疗相关措施有几个趋势：管理更精细、向基层渗透更深、对后备人力资源更重视和"治未病"意识更强，总体趋势就是通过不断地完善、细致相关措施，让分级诊疗更好地落地。多措并举下，安徽省某市医疗机构进一步整合，分级诊疗进一步落地：县域内就诊率为 92.71%；镇卫生院住院人次为 9312 人次，较上年同期增长 0.22%；市人民医院医疗费用增长率为–1.79%，中医院为 7.8%，实际补偿比达 72.23%；全市家庭医生签约服务总签约人数达到 33.37 万人，总签约率 54.35%。

5.4　模式内涵和机制

综上，安徽省某市分级诊疗模式就是在治理机制方面通过成立医管会和组建医共体来作为分级诊疗推动的依托；在医保筹资方面通过整合医保基金、将其按人头打包预付来实现引导就医、控制总量和经济激励；在提高医疗水平方面巧用绩效考核、主推家庭医生签约、牵头医院带动基层医疗机构协同发展、医共体内资源共享来提升整体医疗水平；在药品器械设备方面使药采官方平台和整合体中心药房互为补充，资源共享，保障必须药品使用；在卫生人力资源建设方面简化招人用人流程，积极探索"高招低用"模式来吸引人才；在信息化建设方面整合医疗、健康和公共卫生平台，信息互认和互联互通；在公共卫生预防康复建设方面采用绩效经济激励，预防早治前移，探索医养结合，公共卫生和家庭医生签约两手抓来节约卫生成本和前移防治关口。其中，医共体建设和医保按人头预付制是核心。以安徽省某市为案例的基于医疗资源整合的分级诊疗推动的内在机制正是在这样的理论架构中通过相关政策包的推行来更高效地配置医疗资源，使得该地卫生领域人、财、物的使用、流动和配比更合理，更向基层倾斜，最终达到分级诊疗的效果。

5.5　效果统计分析

运用半结构访谈法访谈安徽省卫健委领导、安徽省某市卫健委领导和医保办主任、安徽省某市人民医院和中医院院长、安徽省某市某镇中心卫生院和安徽省某市某镇卫生院院长、2 个医共体管理人员和县乡村三级医疗机构工作人员约 20 人，总座谈时长 15 小时，访谈前列出安徽省卫健委和安徽省某市卫健委领导、安徽省某市医共体负责人、安徽省某市两家医共体管理人员和安徽省某市医保负责人访谈提纲共 5 套提纲（详见附录 4～附录 8）。

本书课题组于 2018 年先后两次赴安徽省某市调研，走访当地县乡村三级医疗机构（安徽省某市人民医院、安徽省某市中医院、某市某镇中心卫生院、某市某镇卫生院和某市某村卫生室），调研时搜集安徽省某市近 5 年年度工作总结和医改报告。进行 DID（differences-in-differences，双重差分）政策效果分析需选取和安徽省某市相匹配的对照县，由于安徽省某市开展分级诊疗效果显著，所以省内于 2018 年前后广泛学习安徽省某市分级诊疗模式。本书需筛选安徽省内 2018 年以前尚未开展基于医疗资源整合的县一级城市，并从地域、经济、人口、卫生等方面进行比较，最终选择了各方面情况最为接近的安徽省六安市舒城县作为对照县。舒城县位于安徽省中部，是合肥市、安庆市和六安市三市交汇处，与安徽省某市分处省会合肥市东西方位。截至 2016 年，舒城县面积为 2100 平方公里，下辖 15 个镇、6 个乡，常住人口 76.4 万人，GDP 为 192.9 亿元，常住人口人均 GDP 约 25 249 元[①②]，2017 年舒城县全市住院率为 12.35%（安徽省某市为 12.74%）。舒城县基本情况在安徽省内与安徽省某市较为接近，但于 2018 年才开始推行医共体，并未采取医保预付制、医疗机构合并等整合医疗资源的方法来推动分级诊疗，在政策措施方面和安徽省某市差别明显。确定其为对照县后，和舒城县卫健委取得联系，获取其近些年年度工作总结和医改报告。

本书收集安徽省某市和舒城县 2013～2017 年共 5 年的分级诊疗指标，因城乡差异明显，故抓取数据时指标"门诊次均费用"被细分为"县级医院门诊次均费用"和"基层医疗机构门诊次均费用"，"次均住院费用"被细分为"县级医院次均住院费用"和"基层医疗机构次均住院费用"，本书课题组收集了两县域每年 34 个指标。其中，"三大医保整合程度""域内检验检查结果互认与否""信息系统共享与否""距离乡镇卫生院（社区卫生服务中心）最远的村的距离和到达时

---

① 《舒城县 2016 年国民经济和社会发展统计公报》，https://www.shucheng.gov.cn/public/content/13874501[2017-06-22]。
② 《舒城县概况》，http://www.shucheng.ccoo.cn/bendi/info-137270.html[2019-02-02]。

间"为定性指标，两县（市）"上转患者回转率"和舒城县"医联体收支结余"指标存在缺失。

5.5.1　安徽省某市与舒城县分级诊疗基线情况比较

安徽省某市和舒城县在医疗改革前（2013 年和 2014 年）分级诊疗开展情况，即两县域基线情况比较，除"基层医疗机构年诊疗人次""住院率""三四级手术占比""每医生日负担床日""医院收入""基层医疗卫生机构诊疗量占比""县级医院门诊次均费用""县级医院次均住院费用""患者满意度"在两县域没有统计学差异外，"基层医疗机构中级以上卫技人员数占比"（$P = 0.007$）、"基层医疗机构床位数占比"（$P = 0.022$）、"基层医疗机构年投入在年卫生支出中占比"（$P = 0.018$）、"进修医生数量"（$P = 0.006$）、"上级医院对下级医院开展技术培训次数"（$P = 0.007$）、"技术性劳务占比"（$P = 0.002$）、"14 天再入院率"（$P = 0.004$）、"二级及以上医疗机构每医生日门诊量"（$P = 0.044$）、"基层医疗机构每医生日门诊量"（$P = 0.011$）、"床位使用率"（$P = 0.041$）、"基层医疗机构收入"（$P = 0.002$）、"门诊域内就诊率"（$P = 0.007$）、"住院域内就诊率"（$P = 0.001$）、"向下转诊率"（$P = 0.014$）、"上转患者治愈率"（$P < 0.001$）、"基层医疗机构门诊次均费用"（$P = 0.028$）、"基层医疗机构次均住院费用"（$P = 0.016$）、"自付比"（$P = 0.003$）和"医务人员满意度"（$P = 0.016$）共 19 个指标改革前在两县域存在统计学差异。这 19 个指标中舒城县有 14 个指标基线情况优于安徽省某市，分别是"基层医疗机构中级以上卫技人员数占比""基层医疗机构床位数占比""基层医疗机构年投入在年卫生支出中占比""进修医生数量""域内上级医院对下级医院开展技术培训次数""技术性劳务占比""14 天再入院率""二级及以上医疗机构每医生日门诊量""基层医疗机构每医生日门诊量""床位使用率""基层医疗机构收入""向下转诊率""上转患者治愈率""医务人员满意度"。安徽省某市有 5 个指标基线情况优于舒城县，分别是"门诊域内就诊率""住院域内就诊率""基层医疗机构门诊次均费用""基层医疗机构次均住院费用""自付比"，详见表 5-1。

表 5-1　安徽省某市和舒城县开展分级诊疗基线情况比较

指标	安徽省某市 均数（标准差）	舒城县 均数（标准差）	P
基层医疗机构中级以上卫技人员数占比	0.217（0.014）	0.340（0.006）	0.007
基层医疗机构床位数占比	0.272（0.009）	0.472（0.041）	0.022
基层医疗机构年投入在年卫生支出中占比	0.116（0.030）	0.275（0.004）	0.018
三大医保整合程度	—	—	—

续表

指标	安徽省某市	舒城县	P
	均数（标准差）	均数（标准差）	
进修医生数量	4.000（1.41）	18.500（0.707）	0.006
域内上级医院对下级医院开展技术培训次数	0.000（0.000）	72.000（8.485）	0.007
域内检验检查结果互认与否	—	—	—
信息系统共享与否	—	—	—
基层医疗机构年诊疗人次	0.485（0.021）	0.534（0.039）	0.262
住院率	0.102（0.004）	0.089（0.003）	0.055
三四级手术占比	0.240（0.008）	0.262（0.008）	0.102
技术性劳务占比	0.204（0.014）	0.462（0.005）	0.002
14天再入院率	5.000（0.283）	1.520（0.085）	0.004
二级及以上医疗机构每医生日门诊量	1.780（0.184）	4.800（0.905）	0.044
基层医疗机构每医生日门诊量	2.965（0.092）	4.270（0.170）	0.011
每医生日负担床日	7.920（0.410）	6.951（0.021）	0.162
床位使用率	0.718（0.028）	0.815（0.007）	0.041
距离乡镇卫生院（社区卫生服务中心）最远的村的距离和到达时间	17.000（0.000）	27.000（0.000）	—
医联体收支结余	4 048.500（658.316）	—	—
医院收入	40 310.500（4 502.149）	42 900.000（424.264）	0.503
基层医疗机构收入	6 306.500（1 126.421）	27 000.000（565.685）	0.002
基层医疗卫生机构诊疗量占比	0.485（0.021）	0.534（0.039）	0.262
门诊域内就诊率	0.987（0.017）	0.834（0.003）	0.007
住院域内就诊率	0.910（0.002）	0.769（0.007）	0.001
向下转诊率	0.000（0.000）	0.007（.001）	0.014
上转患者回转率	—	—	—
上转患者治愈率	0.000（0.000）	0.849（0.006）	<0.001
县级医院门诊次均费用	169.920（6.110）	160.000（2.828）	0.173
基层医疗机构门诊次均费用	49.505（1.492）	65.500（3.536）	0.028
县级医院次均住院费用	4493.160（302.797）	4180.500（78.489）	0.293
基层医疗机构次均住院费用	1339.535（4.858）	1779.500（79.903）	0.016
自付比	0.431（0.013）	0.678（0.013）	0.003
患者满意度	0.960（0.004）	0.980（0.006）	0.057
医务人员满意度	0.947（0.006）	0.984（0.002）	0.016

5.5.2　安徽省某市与舒城县分级诊疗五年开展情况描述

两县域五年（2013～2017 年）指标对比，除了"域内上级医院对下级医院开展技术培训次数""住院率""三四级手术占比""每医生日负担床日""医院收入""向下转诊率""上转患者治愈率""县级医院门诊次均费用"和"县级医院次均住院费用"在两县域没有统计学差异外，"基层医疗机构中级以上卫技人员数占比"（P＜0.001）、"基层医疗机构床位数占比"（P＜0.001）、"基层医疗机构年投入在年卫生支出中占比"（P＜0.001）、"进修医生数量"（P＝0.006）、"基层医疗机构年诊疗人次"（P＝0.017）、"技术性劳务占比"（P＝0.001）、"14 天再入院率"（P＜0.001）、"二级及以上医疗机构每医生日门诊量"（P＜0.001）、"基层医疗机构每医生日门诊量"（P＝0.001）、"床位使用率"（P＜0.001）、"基层医疗机构收入"（P＜0.001）、"基层医疗卫生机构诊疗量占比"（P＝0.017）、"门诊域内就诊率"（P＜0.001）、"住院域内就诊率"（P＜0.001）、"基层医疗机构门诊次均费用"（P＝0.001）、"基层医疗机构次均住院费用"（P＝0.001）、"自付比"（P＝0.040）、"患者满意度"（P＜0.001）和"医务人员满意度"（P＝0.004）共 19 个指标在两县域之间存在统计学差异。这 19 个指标中有 14 个指标是舒城县优于安徽省某市，分别是"基层医疗机构中级以上卫技人员数占比""基层医疗机构床位数占比""基层医疗机构年投入在年卫生支出中占比""进修医生数量""基层医疗机构年诊疗人次""技术性劳务占比""14 天再入院率""二级及以上医疗机构每医生日门诊量""基层医疗机构每医生日门诊量""床位使用率""基层医疗机构收入""基层医疗卫生机构诊疗量占比""患者满意度""医务人员满意度"。有 5 个指标是安徽省某市优于舒城县，分别是"门诊域内就诊率""住院域内就诊率""基层医疗机构门诊次均费用""基层医疗机构次均住院费用""自付比"，详见表 5-2。

表 5-2　安徽省某市和舒城县分级诊疗五年指标基本描述

指标	安徽省某市	舒城县	P
	均数（标准差）	均数（标准差）	
基层医疗机构中级以上卫技人员数占比	0.229（0.013）	0.339（0.005）	＜0.001
基层医疗机构床位数占比	0.263（0.010）	0.492（0.057）	＜0.001
基层医疗机构年投入在年卫生支出中占比	0.120（0.017）	0.295（0.022）	＜0.001
三大医保整合程度	—	—	—
进修医生数量	8.00（5.568）	27.60（10.502）	0.006
域内上级医院对下级医院开展技术培训次数	53.20（72.286）	83.80（16.270）	0.404

续表

指标	安徽省某市 均数（标准差）	舒城县 均数（标准差）	P
域内检验检查结果互认与否	—	—	—
信息系统共享与否	—	—	—
基层医疗机构年诊疗人次	0.462（0.025）	0.512（0.028）	0.017
住院率	0.110（0.011）	0.100（0.015）	0.285
三四级手术占比	0.319（0.110）	0.347（0.082）	0.660
技术性劳务占比	0.240（0.051）	0.466（0.006）	0.001
14天再入院率	5.800（0.765）	1.436（0.096）	<0.001
二级及以上医疗机构每医生日门诊量	1.862（0.125）	4.832（0.540）	<0.001
基层医疗机构每医生日门诊量	3.088（0.131）	4.032（0.315）	0.001
每医生日负担床日	7.076（0.829）	7.360（0.043）	0.512
床位使用率	0.715（0.036）	0.834（0.021）	<0.001
距离乡镇卫生院（社区卫生服务中心）最远的村的距离和到达时间	17.00（0.000b）	27.00（0.000b）	—
医联体收支结余	5 319.20（1 655.018）	—	
医院收入	48 018.00（8 143.964）	46 380.00（3 246.845）	0.687
基层医疗机构收入	6 592.40（867.564）	28 740.00（1 935.975）	<0.001
基层医疗卫生机构诊疗量占比	0.462（0.025）	0.512（0.028）	0.017
门诊域内就诊率	0.994（0.011）	0.843（0.009）	<0.001
住院域内就诊率	0.916（0.007）	0.780（0.011）	<0.001
向下转诊率	0.476（0.434）	0.014（0.009）	0.076
上转患者回转率	—	—	—
上转患者治愈率	0.599（0.546）	0.870（0.023）	0.329
县级医院门诊次均费用	173.252（6.486）	170.200（10.826）	0.603
基层医疗机构门诊次均费用	54.292（4.916）	71.400（6.348）	0.001
县级医院次均住院费用	4 850.064（360.543）	4 423.400（255.813）	0.063
基层医疗机构次均住院费用	1 455.214（126.836）	1 903.800（148.446）	0.001
自付比	0.401（0.053）	0.553（0.116）	0.040
患者满意度	0.961（0.005）	0.982（0.004）	<0.001
医务人员满意度	0.960（0.013）	0.989（0.005）	0.004

5.5.3　安徽省某市与舒城县分级诊疗各自发展趋势

安徽省某市在 2015 年开始了基于医疗资源整合的分级诊疗的建设，达到的效果与改革前比较，"14 天再入院率"（$P = 0.011$）、"每医生日负担床日"（$P = 0.022$）、"向下转诊率"（$P < 0.001$）、"上转患者治愈率"（$P < 0.001$）、"基层医疗机构门诊次均费用"（$P = 0.044$）、"医务人员满意度"（$P = 0.016$）指标在改革前后存在统计学差异，其余指标无明显统计学差异。其中"向下转诊率""上转患者治愈率""基层医疗机构门诊次均费用""14 天再入院率""医务人员满意度"上升明显，"每医生日负担床日"下降明显，详见表 5-3。

表 5-3　安徽省某市改革前后分级诊疗效果比较

指标	改革前	改革后	P
	均数（标准差）	均数（标准差）	
基层医疗机构中级以上卫技人员数占比	0.217（0.014）	0.236（0.004）	0.284
基层医疗机构床位数占比	0.272（0.009）	0.256（0.004）	0.073
基层医疗机构年投入在年卫生支出中占比	0.116（0.030）	0.123（0.007）	0.778
三大医保整合程度	—		
进修医生数量	4.00（1.41）	10.67（5.859）	0.229
域内上级医院对下级医院开展技术培训次数	0.00（0.000）	88.67（75.719）	0.214
域内检验检查结果互认与否	—		
信息系统共享与否	—		
基层医疗机构年诊疗人次	0.485（0.021）	0.447（0.012）	0.080
住院率	0.102（0.004）	0.116（0.012）	0.220
三四级手术占比	0.240（0.008）	0.372（0.117）	0.227
技术性劳务占比	0.204（0.014）	0.264（0.055）	0.246
14 天再入院率	5.000（0.283）	6.333（0.252）	0.011
二级及以上医疗机构每医生日门诊量	1.780（0.184）	1.917（0.057）	0.478
基层医疗机构每医生日门诊量	2.965（0.092）	3.170（0.070）	0.064
每医生日负担床日	7.920（0.410）	6.513（0.320）	0.022
床位使用率	0.718（0.028）	0.713（0.047）	0.920
距离乡镇卫生院（社区卫生服务中心）最远的村的距离和到达时间	17.00（0.000b）	17.00（0.000b）	—
医联体收支结余	4 048.50（658.316）	6 166.33（1 603.231）	0.187
医院收入	40 310.50（4 502.149）	53 156.33（4 848.130）	0.059

续表

指标	改革前	改革后	P
	均数（标准差）	均数（标准差）	
基层医疗机构收入	6 306.50（1 126.421）	6 783.00（857.142）	0.623
基层医疗卫生机构诊疗量占比	0.485（0.021）	0.447（0.013）	0.080
门诊域内就诊率	0.987（0.017）	0.999（0.001）	0.503
住院域内就诊率	0.910（0.002）	0.920（0.005）	0.058
向下转诊率	0.000（0.000）	0.793（0.022）	<0.001
上转患者回转率	—	—	—
上转患者治愈率	0.000（0.000）	0.998（0.001）	<0.001
县级医院门诊次均费用	169.920（6.110）	175.473（6.854）	0.426
基层医疗机构门诊次均费用	49.505（1.492）	57.483（3.003）	0.044
县级医院次均住院费用	4493.160（302.797）	5088.000（42.884）	0.216
基层医疗机构次均住院费用	1339.535（4.858）	1532.333（99.300）	0.080
自付比	0.431（0.013）	0.382（0.065）	0.396
患者满意度	0.960（0.004）	0.961（0.007）	0.818
医务人员满意度	0.947（0.006）	0.969（0.004）	0.016

舒城县 2015 年前后开展分级诊疗效果比较，除了"三四级手术占比"（$P=0.014$）、"医院收入"（$P=0.004$）、"门诊域内就诊率"（$P=0.046$）、"住院域内就诊率"（$P=0.045$）、"自付比"（$P=0.003$）和"医务人员满意度"（$P=0.015$）指标存在统计学差异，其余指标无明显统计学差异。其中"三四级手术占比""医院收入""门诊域内就诊率""住院域内就诊率""医务人员满意度"上升明显、"自付比"下降明显，详见表 5-4。

表 5-4 舒城县改革前后分级诊疗效果比较

指标	改革前	改革后	P
	均数（标准差）	均数（标准差）	
基层医疗机构中级以上卫技人员数占比	0.340（0.006）	0.338（0.006）	0.757
基层医疗机构床位数占比	0.472（0.041）	0.505（0.070）	0.598
基层医疗机构年投入在年卫生支出中占比	0.275（0.004）	0.308（0.019）	0.106
三大医保整合程度	—	—	—
进修医生数量	18.50（0.707）	33.67（9.074）	0.111
域内上级医院对下级医院开展技术培训次数	72.00（8.485）	91.67（16.166）	0.223

续表

指标	改革前	改革后	P
	均数（标准差）	均数（标准差）	
域内检验检查结果互认与否	—	—	—
信息系统共享与否	—	—	—
基层医疗机构年诊疗人次	0.534（0.039）	0.498（0.003）	0.419
住院率	0.089（0.003）	0.108（0.015）	0.193
三四级手术占比	0.262（0.008）	0.404（0.036）	0.014
技术性劳务占比	0.462（0.005）	0.468（0.006）	0.284
14 天再入院率	1.520（0.085）	1.380（0.056）	0.105
二级及以上医疗机构每医生日门诊量	4.800（0.905）	4.853（0.414）	0.931
基层医疗机构每医生日门诊量	4.270（0.170）	3.873（0.300）	0.198
每医生日负担床日	0.695（0.021）	0.763（0.763）	0.052
床位使用率	0.815（0.007）	0.847（0.015）	0.077
距离乡镇卫生院（社区卫生服务中心）最远的村的距离和到达时间	27.00（0.0006）	27.00（0.0006）	—
医联体收支结余	—	—	—
医院收入	42 900.00（424.264）	48 700.00（900.000）	0.004
基层医疗机构收入	27 000.00（565.685）	29 900.00（1 513.275）	0.089
基层医疗卫生机构诊疗量占比	0.534（0.039）	0.498（0.003）	0.419
门诊域内就诊率	0.834（0.003）	0.848（0.006）	0.046
住院域内就诊率	0.769（0.007）	0.786（0.005）	0.045
向下转诊率	0.007（.001）	0.019（0.008）	0.132
上转患者回转率	—	—	—
上转患者治愈率	0.849（0.006）	0.884（0.0 162）	0.065
县级医院门诊次均费用	160.000（2.828）	177.000（7.550）	0.061
基层医疗机构门诊次均费用	65.500（3.536）	75.333（4.041）	0.069
县级医院次均住院费用	4 180.500（78.489）	4 585.333（171.658）	0.057
基层医疗机构次均住院费用	1 779.500（79.903）	1 986.667（123.001）	0.132
自付比	0.678（0.013）	0.470（0.029）	0.003
患者满意度	0.980（0.006）	0.983（0.002）	0.466
医务人员满意度	0.984（0.002）	0.993（0.002）	0.015

5.5.4　安徽省某市与舒城县五年分级诊疗得分情况

根据上文得出的指标权重,本书对安徽省某市和舒城县 2013~2017 年每年指标得分取加权和,缺失指标两县域都不纳入计分,定性指标"是"定义为"1","否"定义为"0",正向作用指标系数为正,负向作用指标系数为负。在 2015 年改革之前,舒城县综合得分要明显高于安徽省某市,如 2013 年安徽省某市分值为 31.660,舒城县为 234.271,舒城县比安徽省某市得分高 640.0%。但自从 2015 年改革后,两地差距明显缩小,2017 年舒城县比安徽省某市得分高 297.6%,得分差距较前有明显下降。自身对照看,舒城县 2017 年得分比 2013 年上升 19.2%,而安徽省某市 2017 年得分比 2013 年上升 121.8%。同时,2015 年安徽省某市分级诊疗得分较 2014 年有所下降,2016 年得分较 2015 年攀升明显,详见图 5-1。

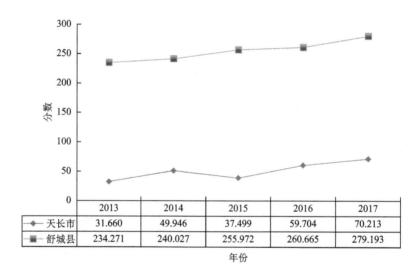

	2013	2014	2015	2016	2017
天长市	31.660	49.946	37.499	59.704	70.213
舒城县	234.271	240.027	255.972	260.665	279.193

年份

图 5-1　安徽省某市和舒城县 2013~2017 年分级诊疗建设综合得分

5.5.5　安徽省某市和舒城县指标的 DID 分析

将由"市(县)域内医疗机构总体情况调查表"所获得的安徽省某市与对照县舒城县分级诊疗相关数据进行对比,得出不同推进模式下分级诊疗发展情况的差别。由于不同县医疗基线情况可能存在差异,且其医疗资源、服务量、费用等各项指标受所在县经济、人口、老龄化和城镇化进展的影响,为解决这一难题,近年卫生政策评价领域引入计量经济学中的 DID 法,结合多因素的统计分析方法，提炼政策的"净效果"。DID 模型通过将干预效果构造为关键变量（双重差分估计量）和控制其他协变量来消除这些客观影响，以得到对结果的无偏估计。同时，该模型还可获得干预效果的定量结果，弥补了单纯统计性检验仅能得到定性结果的不足（叶芳和王燕，2013）。

分级诊疗政策措施的推行提供了一个准自然实验，因此，本书运用 DID 法来评估改革对安徽省某市各指标的净效应。如研究设计与研究方法所设定：若改革促使分级诊疗效果指标显著增长，那么交互项系数应显著为正。

表 5-5 是对效果评价结构部分的"卫生资源配置""卫生筹资""政策措施"三个二级指标及其下三级指标的 DID 估计，指标"基层医疗机构中级以上卫技人员数占比"交互项系数显著为负，"基层医疗机构床位数占比""基层医疗机构年投入在年卫生支出中占比""进修医生数量""域内上级医院对下级医院开展技术培训次数"的回归结果中，交互项系数均不显著。

表 5-5　结构指标政策效果 DID 回归结果

项目	卫生资源配置		卫生筹资	政策措施	
	基层医疗机构中级以上卫技人员数占比	基层医疗机构床位数占比	基层医疗机构年投入在年卫生支出中占比	进修医生数量	域内上级医院对下级医院开展技术培训次数
地区比较	0.122***	46.890***	0.160***	14.500*	72.00
	(0.007)	(4.406)	(0.017)	(6.269)	(44.840)
改革前后比较	0.019**	−0.016	0.008	6.667	88.670*
	(0.007)	(4.022)	(0.016)	(5.723)	(40.930)
地区和改革因素的交互	−0.021*	3.362	0.025	8.500	−69.000
	(0.009)	(5.687)	(0.022)	(8.094)	(57.880)
常数项	0.217***	0.272	0.115***	4.000	0
	(0.005)	(3.115)	(0.012)	(4.433)	(31.700)
观测个数	10	10	10	10	10
R^2	0.990	0.981	0.978	0.845	0.504

注：括号内为标准误

***表示 $P<0.01$，**表示 $P<0.05$，*表示 $P<0.1$

表 5-6 为过程部分"卫生服务提供（数量、质量）"对应指标的回归结果，"14 天再入院率"对应模型的交互项系数为负且在 1%的水平显著，表示改革明显降低了"14 天再入院率"的水平，而"基层医疗机构年诊疗人次""住院率""三四级手术占比""技术性劳务占比"的模型中的交互项系数均不显著。

表 5-6　过程部分卫生服务提供指标政策效果 DID 回归结果

项目	卫生服务提供（数量、质量）				
	基层医疗机构年诊疗人次	住院率	三四级手术占比	技术性劳务占比	14 天再入院率
地区比较	0.049**	−0.013	0.022	0.258***	−3.480***
	(0.020)	(0.011)	(0.071)	(0.032)	(0.192)
改革前后比较	−0.038*	0.014	0.132*	0.060*	1.333***
	(0.018)	(0.010)	(0.065)	(0.030)	(0.175)
地区和改革因素的交互	0.003	0.005	0.010	−0.053	−1.473***
	(0.025)	(0.014)	(0.092)	(0.042)	(0.247)
常数项	0.485***	0.102***	0.240***	0.204***	5.000***
	(0.013)	(0.008)	(0.050)	(0.023)	(0.135)
观测个数	10	10	10	10	10
R^2	0.806	0.543	0.611	0.954	0.996

注：括号内为标准误

***表示 $P<0.01$，**表示 $P<0.05$，*表示 $P<0.1$

表 5-7 对应"卫生服务效率"指标的回归结果，可见"每医生日负担床日"和"基层医疗机构每医生日门诊量"对应模型的交互项系数显著，一正一负，说明改革显著促进"每医生日负担床日"的增长，降低了"基层医疗机构每医生日门诊量"。"二级及以上医疗机构每医生日门诊量""床位使用率"交互项系数不显著，改革对其并无影响。

表 5-7　过程部分卫生服务效率指标政策效果 DID 回归结果

项目	卫生服务效率			
	二级及以上医疗机构每医生日门诊量	基层医疗机构每医生日门诊量	每医生日负担床日	床位使用率
地区比较	3.020***	1.305***	−7.225***	0.098**
	(0.448)	(0.195)	(0.250)	(0.031)
改革前后比较	0.137	0.205	−1.407***	−0.004
	(0.409)	(0.178)	(0.228)	(0.028)
地区和改革因素的交互	−0.083	−0.602*	1.475***	0.036
	(0.578)	(0.251)	(0.322)	(0.040)

续表

项目	卫生服务效率			
	二级及以上医疗机构每医生日门诊量	基层医疗机构每医生日门诊量	每医生日负担床日	床位使用率
常数项	1.780***	2.965***	7.920***	0.718***
	（0.317）	（0.138）	（0.177）	（0.022）
观测个数	10	10	10	10
R^2	0.948	0.916	0.996	0.866

注：括号内为标准误

***表示 $P<0.01$，**表示 $P<0.05$，*表示 $P<0.1$

表 5-8 中，改革对"卫生收支""首诊制""整合性"的回归结果中，所有指标交互项系数均不显著，改革对上述三个二级指标没有影响。

表 5-8　过程部分卫生收支和结果部分首诊制及整合性指标政策效果 DID 回归结果

项目	卫生收支		首诊制	整合性	
	医院收入	基层医疗机构收入	基层医疗卫生机构诊疗量占比	门诊域内就诊率	住院域内就诊率
地区差异	2 590	20 694***	0.049**	−0.153***	−0.141***
	（3 393）	（1 128）	（0.020）	（0.008）	（0.005）
改革前后差异	12 846***	476.5	−0.038*	0.012	0.011*
	（3 097）	（1 030）	（0.018）	（0.007）	（0.004）
地区和改革因素的交互	−7 046	2 423	0.003	0.002	0.007
	（4 380）	（1 457）	（0.025）	（0.010）	（0.006）
常数项	40 311***	6 306***	0.485***	0.987***	0.910***
	（2 399）	（798）	（0.014）	（0.006）	（0.003）
观测个数	10	10	10	10	10
R^2	0.780	0.994	0.806	0.994	0.997

注：括号内为标准误

***表示 $P<0.01$，**表示 $P<0.05$，*表示 $P<0.1$

表 5-9 中，"向下转诊率"和"上转患者治愈率"交互项系数显著为正，说明改革对这两者产生了显著正向影响。

表 5-9　结果部分连续性指标政策效果 DID 回归结果

项目	连续性	
	向下转诊率	上转患者治愈率
地区差异	0.012	0.035***
	(0.012)	(0.009)
改革前后差异	−0.007	−0.849***
	(0.014)	(0.010)
地区和改革因素的交互	0.781***	0.962***
	(0.018)	(0.012)
常数项	0.007	0.849***
	(0.010)	(0.007)
观测个数	10	10
R^2	0.999	1.000

注：括号内为标准误

***表示 $P < 0.01$

表 5-10 "医疗负担" 和 "满意度" 的回归结果中，"自付比" 和 "医务人员满意度" 对应模型交互项系数显著为负，"县级医院门诊次均费用""基层医疗机构门诊次均费用""县级医院次均住院费用""基层医疗机构次均住院费用""患者满意度"的交互项系数均不显著。

表 5-10　结果部分医疗负担和满意度指标政策效果 DID 回归结果

项目	医疗负担					满意度	
	县级医院门诊次均费用	基层医疗机构门诊次均费用	县级医院次均住院费用	基层医疗机构次均住院费用	自付比	患者满意度	医务人员满意度
地区比较	−9.920	15.990***	−312.700	440.000***	0.247***	0.019***	0.037***
	(6.497)	(3.302)	(163.5)	(96.940)	(0.042)	(0.005)	(0.004)
改革前后比较	5.553	7.978**	594.800***	192.800*	−0.048	0.001	0.022***
	(5.931)	(3.015)	(149.3)	(88.500)	(0.038)	(0.005)	(0.003)
地区和改革因素的交互	11.450	1.855	−190.000	14.370	−0.159**	0.003	−0.012**
	(8.388)	(4.263)	(211.100)	(125.200)	(0.054)	(0.007)	(0.005)
常数项	169.900***	49.510***	4 493.000***	1 340.000***	0.431***	0.960***	0.947***
	(4.594)	(2.335)	(115.600)	(68.550)	(0.030)	(0.004)	(0.003)
观测个数	10	10	10	10	10	10	10
R^2	0.616	0.934	0.870	0.914	0.915	0.877	0.971

注：括号内为标准误

***表示 $P < 0.01$，**表示 $P < 0.05$，*表示 $P < 0.1$

5.5.6　效果的佐证研究

1. 患者问卷调查结果

本书共发放患者匿名问卷 200 份, 有效回收 198 份, 问卷回收率 99%。在答卷过程中, 虽有当地医务人员从旁协助向患者解释答卷目的, 部分患者就某些问题仍较为回避或拒绝作答, 对问询人员存在警惕性和防范心理, 而问卷结果多为定性资料, 个体情况随机性和差异性较大, 缺失数据难以补充。将答卷情况汇总如下, 参与答卷患者情况详见表 5-11。

表 5-11　受调查患者基本情况汇总

指标	分类	人数	构成比
来源机构	县级医疗机构(人民医院、中医院)	170	89.9%
	乡镇卫生院	28	14.1%
性别	男	105	53.0%
	女	93	47.0%
年龄	≤18 岁	10	5.1%
	19~44 岁	33	16.7%
	45~59 岁	55	27.8%
	60~74 岁	64	32.3%
	≥75 岁	36	18.2%
学历	初中及以下	170	85.9%
	中专/高中	12	6.1%
	大专	7	3.5%
	本科	8	4.0%
	硕士研究生及以上	0	0
家庭人口数	1 人	9	4.5%
	2 人	45	22.7%
	3 人	26	13.1%
	4~5 人	51	25.8%
	>5 人	65	32.8%
家庭年收入	5000 元以下	17	8.6%
	5000~1 万元	8	4.0%

续表

指标	分类	人数	构成比
家庭年收入	1万~2万元	18	9.1%
	2万~5万元	56	28.3%
	5万元以上	94	47.5%
利用服务类型	门诊	8	4.0%
	住院	189	95.5%
就诊机构类型	县级医院	169	85.4%
	乡镇卫生院	28	14.1%
	社区卫生服务中心	0	0
就诊来源	直接就诊	177	89.4%
	转诊	13	6.6%
是否转诊	是	42	21.2%
	否	121	61.1%

对问卷中分级诊疗部分情况做应答的 42 份患者问卷中，上转比例高于下转比例，转诊原因主要为自己要求，转诊方式主要为直接转诊，也不排除患者自己对转诊情况并不了解的可能性，详见表 5-12。

表 5-12　受调查患者转诊情况汇总

转诊情况	转诊分类	人数	构成比
转诊类型	上转下	10	23.8%
	下转上	24	57.1%
	均有	3	7.1%
是否在医共体内转诊	是	19	45.2%
	否	23	54.8%
转诊原因	自己要求	22	52.4%
	医生建议	20	47.6%
转诊方式	医生开转诊条	10	23.8%
	直接转诊	12	28.6%
	其他	5	11.9%

虽然问询人员对调研背景和目的尽力阐述，仅有 19 人对目前分级诊疗转诊是否满意进行应答。在应答患者中，对于分级诊疗转诊手续办理方便程度和等候时间普遍认为非常满意（分别占比 57.9%和 84.2%），详见表 5-13。

表 5-13　应答患者对分级诊疗转诊情况感受

指标	等级	人数	构成比
手续办理方便程度满意度	非常满意	11	57.9%
	比较满意	6	31.6%
	一般	2	10.5%
	不太满意	0	0
	很不满意	0	0
转诊等候时间满意度	非常满意	16	84.2%
	比较满意	2	10.5%
	一般	0	0
	不太满意	1	5.3%
	很不满意	0	0

　　对于目前分级诊疗造成看病方便程度及花费变化情况的感受，应答患者对看病方便程度普遍认为大幅提高（44.4%）或有所提高（41.3%），对花费变化普遍认为无变化（44.9%），而了解分级诊疗的最主要渠道是互联网媒体，其次是政府宣传，详见表 5-14。

表 5-14　应答患者对医共体及分级诊疗感受

指标	等级	人数	构成比
看病方便程度变化	大幅提高	28	44.4%
	有所提高	26	41.3%
	无变化	8	12.7%
	略有降低	0	0
	大幅降低	1	1.6%
花费方面的变化	大幅提高	4	8.2%
	有所提高	5	10.2%
	无变化	22	44.9%
	略有降低	11	22.4%
	大幅降低	7	14.3%
是否了解分级诊疗	是	49	36.3%
	否	86	63.7%

续表

指标	等级	人数	构成比
了解分级诊疗途径	政府宣传	11	26.8%
	社区宣传	4	9.8%
	医院宣传	4	9.8%
	医务人员宣传	10	24.4%
	互联网媒体	12	29.3%

由表 5-15～表 5-17 可知,对影响患者看病方便程度感受的单因素分析显示,直接就诊相较于转诊更能让患者觉得看病方便($P = 0.016$)。对影响患者看病花费变化感受的单因素分析显示,住院患者相较于门诊患者更能感受到就诊费用提高了,门诊患者则更能感受到就诊费用的降低($P = 0.008$)。患者看病方便程度感受在不同的性别、年龄、学历、家庭人口数、家庭年收入、利用服务类型、就诊机构类型方面差异无统计学意义。患者看病花费变化感受在不同的性别、年龄、学历、家庭人口数、家庭年收入、就诊机构类型和就诊来源方面差异无统计学意义。患者了解分级诊疗程度的影响因素在不同的性别、年龄、学历、家庭人口数、家庭年收入、利用服务类型、就诊机构类型和就诊来源方面差异无统计学意义。

表 5-15 患者看病方便程度感受的影响因素分析

变量	分类	看病方便程度提高	看病方便程度无变化	χ^2	P
性别	男	2	31	2.939	0.086
	女	6	23		
年龄	≤18 岁	1	2	2.704	0.608
	19～44 岁	1	6		
	45～59 岁	3	15		
	60～74 岁	3	22		
	≥75 岁	0	9		
学历	初中及以下	7	46	1.266	0.737
	中专/高中	0	1		
	大专	0	4		
	本科	1	3		
	研究生以上	0	0		
家庭人口数	1 人	0	2	1.842	0.765

续表

变量	分类	看病方便程度提高	看病方便程度无变化	χ^2	P
家庭人口数	2 人	3	13	1.842	0.765
	3 人	2	10		
	4～5 人	2	11		
	>5 人	1	17		
家庭年收入	5000 元以下	1	6	1.808	0.771
	5000～1 万元	0	1		
	1 万～2 万元	2	7		
	2 万～5 万元	1	17		
	5 万元以上	4	23		
利用服务类型	门诊	1	5	0.084	0.772
	住院	7	49		
就诊机构类型	县级医院	7	48	0.013	0.908
	乡镇卫生院	1	6		
就诊来源	直接就诊	5	49	8.282	0.016
	转诊	3	3		

表 5-16　患者看病花费变化感受的影响因素分析

变量	类别	就诊费用提高	就诊费用无变化	就诊费用降低	χ^2	P
性别	男	11	10	6	1.577	0.455
	女	7	12	3		
年龄	≤18 岁	0	1	0	12.640	0.125
	19～44 岁	2	4	0		
	45～59 岁	2	9	5		
	60～74 岁	9	5	4		
	≥75 岁	5	3	0		
学历	初中及以下	16	16	9	11.468	0.075
	中专/高中	2	0	0		
	大专	0	3	0		
	本科	0	3	0		
家庭人口数	1 人	1	1	0	8.882	0.352
	2 人	6	3	0		

续表

变量	类别	就诊费用提高	就诊费用无变化	就诊费用降低	χ^2	P
家庭人口数	3 人	4	5	1	8.882	0.352
	4~5 人	2	7	4		
	>5 人	5	5	4		
家庭年收入	5000 元以下	2	1	1	7.797	0.454
	5000~1 万元	0	1	0		
	1 万~2 万元	3	2	1		
	2 万~5 万元	3	5	5		
	5 万元以上	10	13	2		
利用服务类型	门诊	0	1	3	9.590	0.008
	住院	18	21	6		
就诊机构类型	县级医院	15	21	6	4.455	0.108
	乡镇卫生院	3	1	3		
就诊来源	直接就诊	17	18	8	3.709	0.447
	转诊	1	3	0		

表 5-17　患者了解分级诊疗程度的影响因素分析

变量	类别	了解分级诊疗	不了解分级诊疗	χ^2	P
性别	男	29	40	2.006	0.157
	女	20	46		
年龄	≤18 岁	0	3	7.470	0.113
	19~44 岁	5	19		
	45~59 岁	13	28		
	60~74 岁	21	25		
	≥75 岁	10	11		
学历	初中及以下	39	76	4.548	0.208
	中专/高中	3	5		
	大专	3	4		
	本科	4	1		
家庭人口数	1 人	3	2	4.133	0.388
	2 人	15	18		
	3 人	8	13		

续表

变量	类别	了解分级诊疗	不了解分级诊疗	χ^2	P
家庭人口数	4～5 人	9	24	4.133	0.388
	>5 人	13	29		
家庭年收入	5000 元以下	6	4	6.541	0.162
	5000～1 万元	1	5		
	1 万～2 万元	8	6		
	2 万～5 万元	11	24		
	5 万元以上	23	45		
利用服务类型	门诊	3	4	0.137	0.711
	住院	46	82		
就诊机构类型	县级医院	45	76	0.403	0.525
	乡镇卫生院	4	10		
就诊来源	直接就诊	40	80	5.398	0.067
	转诊	7	3		

2. 医务人员问卷调查结果

设计"市（县）域内医疗机构总体情况调查表"（内含所确定评价体系的所有指标），由安徽省某市和舒城县卫健委相关负责人填写 2013～2017 年（安徽省某市开始建设医共体的 2015 年及前后两年）内容；从"知、信、行"等角度设计"分级诊疗医共体下属医疗机构医务人员调查表"（包括对分级诊疗内容和流程的了解情况、分级诊疗带来变化的认可度和满意度等）和"分级诊疗医共体下属医疗机构患者调查表"（内含患者满意度、对分级诊疗了解程度等）（详见附录 1～附录 3）。

运用最优分配抽取、发放并回收安徽省某市县乡村三级医疗机构医务人员匿名问卷共 275 份（其中安徽省某市某镇中心卫生院因为正在创建二级医院，所以抽取医务人员稍多于另外两家乡镇卫生院），问卷来源详见表 5-18。

表 5-18　医务人员调查问卷来源

医疗机构级别	医疗机构	问卷发放数/份	问卷回收数/份	回收率
县二级医院	安徽省某市人民医院	100	100	100%
	安徽省某市中医院	62	62	100%

续表

医疗机构级别	医疗机构	问卷发放数/份	问卷回收数/份	回收率
县乡镇卫生院	安徽省某市某镇中心卫生院	52	52	100%
	安徽省某市某镇卫生院	32	32	100%
	安徽省某市某某镇卫生院	10	10	100%
社区卫生服务中心	安徽省某市某社区卫生服务中心	19	19	100%

由于问卷填写字迹不清或者忘记填写也会存在数据缺失，和患者问卷资料原因相同，缺失值无法弥补，仅做趋势的观察和描述。受调查者参加工作年限范围是 1～38 年，平均年限 15.43±9.83 年，在本单位工作年限是 1～38 年，平均年限 13.95±9.73 年，其余情况详见表 5-19。

表 5-19 受调查医务人员基本情况汇总

指标	分类	人数	构成比
性别	男	109	39.6%
	女	166	60.4%
年龄	19～44 岁	198	72.0%
	45～59 岁	76	27.6%
职业	执业医师	116	42.2%
	执业助理医师	22	8.0%
	注册护士	127	46.2%
	药师	3	1.1%
所在科室	内科	72	26.2%
	外科	65	23.6%
	中医科	12	4.4%
	妇产科	29	10.5%
	儿科	18	6.5%
	其他	79	28.7%
职称	无	14	5.1%
	初级	139	50.5%
	中级	98	35.6%
	副高及以上	22	8.0%

续表

指标	分类	人数	构成比
最终学历	高中或中专	35	12.7%
	大专	102	37.1%
	本科	125	45.5%
	硕士研究生	13	4.7%
	博士研究生	0	0

所调查医务人员对分级诊疗了解情况详见表 5-20。多数受调查医务人员比较了解分级诊疗的内容和转诊程序，认为医疗机构愿意下转患者并曾上转过患者（占比分别为 82.5%、79.3%、71.3% 和 60.7%）。通过整理答卷还发现，应答医务人员每个月上转 1～5 人次，每个月下转 1～3 人次，每个月同级转诊约 1～2 人次。

表 5-20　受调查医务人员对分级诊疗了解情况

指标	分类	人数	构成比
了解分级诊疗具体内容	了解	227	82.5%
	一般	44	16.0%
	不了解	4	1.5%
了解转诊程序	了解	218	79.3%
	一般	47	17.1%
	不了解	6	2.2%
医疗机构推进患者下转的意愿程度	感觉明显	196	71.3%
	一般	65	23.6%
	感觉不明显	13	4.7%
接受培训	是	189	68.7%
	否	86	31.3%
培训机会	多	142	51.6%
	一般	102	37.1%
	少	31	11.3%
曾向上级转诊患者	是	167	60.7%
	否	108	39.3%
曾向下级转诊患者	是	122	44.4%
	否	153	55.6%
曾同级转诊	是	66	24.0%
	否	209	76.0%

表 5-21 是对医务人员开展医疗技术培训和对分级诊疗了解程度和推进分级诊疗意愿程度的关系分析，结果显示，接受过医疗技术培训的医务人员对转诊流程了解程度更高，下转患者的意愿也更高，结果有统计学意义（$P<0.001$）；对医务人员进行技术培训和医务人员上转、下转及同级转诊患者间存在明显相关性（$P<0.001$）。

表 5-21　医务人员培训和对分级诊疗了解和推进程度关系分析

变量	程度	培训	没有培训	χ^2	P
了解转诊程序	了解	176	42	67.465	<0.001
	一般	13	34		
	不了解	0	6		
推进患者下转的意愿程度	感觉明显	152	40	38.377	<0.001
	一般	35	30		
	感觉不明显	2	11		
向上级转诊患者	是	140	18	60.595	<0.001
	否	48	59		
向下级转诊患者	是	103	5	55.345	<0.001
	否	80	71		
同级转诊	是	51	1	23.433	<0.001
	否	133	74		

如表 5-22 所示，在医务人员是否能获得医疗技术培训影响因素方面，男性医务人员相比女性医务人员更容易获得来自医疗机构的培训（$P<0.001$）；执业医师相比较执业助理医师、注册护士更容易获得来自医疗机构的技术培训，且三者获得技术培训的概率呈递减趋势，但在药师处组间出现拐点（$P<0.001$）；副高级职称及以上相比较中级职称、初级职称和无职称更容易获得来自医疗机构的技术培训，且获得技术培训的概率呈递减趋势（$P<0.05$）；硕士研究生及以上学历相比较本科学历、大专学历更容易获得来自医疗机构的技术培训，获得技术培训的概率同样呈递减趋势，但在高中或中专学历处组间出现拐点（$P=0.001$）；医务人员是否能获得医疗技术培训在年龄、所在科室上无明显差异性。

表 5-22　医务人员获得培训的影响因素分析

变量	类型	培训	没有培训	χ^2	P
性别	男	90	19	16.952	<0.001
	女	99	63		

续表

变量	类型	培训	没有培训	χ^2	P
年龄	19～44 岁	129	66	7.303	0.121
	45～59 岁	60	15		
职业	执业医师	104	12	53.764	<0.001
	执业助理医师	18	4		
	注册护士	63	60		
	药师	2	1		
所在科室	内科	51	20	19.786	0.230
	外科	48	14		
	中医科	10	2		
	妇产科	16	13		
	儿科	7	11		
	其他科	56	21		
职称	无	7	7	22.957	0.003
	初级	85	52		
	中级	76	20		
	副高及以上	21	1		
最终学历	高中或中专	27	8	22.155	0.001
	大专	54	47		
	本科	97	25		
	硕士研究生	11	2		
	博士研究生	0	0		

如表 5-23 所示，从医务人员对分级诊疗影响的感受情况来看，安徽省某市分级诊疗推行后对医疗机构所造成影响较大，各种机会（包括会诊、培训、信息共享）增多，能在一定程度上解决医疗机构发展时面临的一些问题（62.9%），能在一定程度上改善医务人员工作状况（67.3%）。同样，分级诊疗对于医务人员个体而言带来的影响主要体现在工作强度增大、工作时间增长（占比为 73.1% 和 54.5%）；对医务人员来说，主要是希望能从此过程中提升个人收入、个人工作能力以及改善工作条件等。

表 5-23　医务人员对分级诊疗影响的感受汇总

指标	分类	人数	构成比
分级诊疗对医院发生变化程度	发生了明显变化	215	78.2%
	感觉不明显	51	18.5%
	没发生变化	9	3.3%
分级诊疗对哪些方面的变化	远程会诊增多	207	75.3%
	培训机会增多	217	78.9%
	信息共享	170	61.8%
	检查结果互认	137	49.8%
	其他	23	8.4%
分级诊疗能缓解医院存在问题的程度	作用明显	173	62.9%
	只能解决一部分	91	33.1%
	没有作用	9	3.3%
分级诊疗对工作状况改善程度	改善较多	185	67.3%
	改善一般	74	26.9%
	改善少	14	5.1%
分级诊疗对推进医疗机构发展	很大	180	65.5%
	比较大	76	27.6%
	不是很大	18	6.5%
改善工作的影响因素	工作强度增大	201	73.1%
	工作时间增长	150	54.5%
	职业风险增高	70	25.5%
	收入未提高	108	39.3%
	职称晋升竞争更激烈	68	24.7%
	进修、培训机会较少	50	18.2%
	个人工作能力提高不大	20	7.3%
	其他	1	0.4%
最希望得到改善	个人收入、个人工作能力	248	90.2%
	工作条件	168	61.1%
	工作强度	141	51.3%
	获得更高学位	49	17.8%
	其他	4	1.5%

如表 5-24 所示,对于开展分级诊疗后本院发生变化与了解分级诊疗的相关性分析,答卷结果显示,了解分级诊疗内容、转诊程序并愿意推进分级诊疗和体会到开展分级诊疗对医疗机构产生影响存在显著相关性($P<0.001$)。

表 5-24　开展分级诊疗后本院发生变化与了解分级诊疗的相关性分析

变量	r	P
了解分级诊疗具体内容	0.361	<0.001
了解转诊程序	0.346	<0.001
推进患者下转的意愿程度	0.612	<0.001

表 5-25 至表 5-27 是对于医务人员是否转诊患者与了解分级诊疗的相关性分析,数据显示,越了解分级诊疗的内容和程序及越有推进患者下转诊意愿的医务人员越有过下转患者的经历($P<0.001$);越了解分级诊疗的内容的医务人员越有过同级转诊患者的经历($P=0.029$)。

表 5-25　医务人员上转患者与了解分级诊疗的相关性分析

变量	程度	向上级转诊	没有转诊	χ^2	P
了解分级诊疗具体内容	了解	143	75	19.313	<0.001
	一般	14	30		
	不了解	3	1		
了解转诊程序	了解	139	74	18.826	<0.001
	一般	19	28		
	不了解	0	6		
推进患者上转的意愿程度	感觉明显	119	68	5.808	0.121
	一般	33	32		
	感觉不明显	6	7		

表 5-26　医务人员下转患者与了解分级诊疗的相关性分析

变量	程度	向下级转诊	没有转诊	χ^2	P
了解分级诊疗具体内容	了解	106	106	33.888	<0.001
	一般	2	42		
了解转诊程序	不了解	0	4	22.489	<0.001

续表

变量	程度	向下级转诊	没有转诊	χ^2	P
了解转诊程序	了解	101	106	22.489	<0.001
	一般	7	40		
	不了解	0	6		
推进患者下转的意愿程度	感觉明显	94	88	27.798	<0.001
	一般	14	50		
	感觉不明显	0	13		

表5-27　医务人员同级转诊患者与了解分级诊疗的相关性分析

变量	程度	向同级转诊	没有转诊	χ^2	P
了解分级诊疗具体内容	了解	49	163	7.063	0.029
	一般	3	41		
	不了解	0	4		
了解转诊程序	了解	45	163	2.505	0.286
	一般	7	39		
	不了解	0	6		
推进患者下转的意愿程度	感觉明显	41	141	2.973	0.396
	一般	10	54		
	感觉不明显	1	12		

　　开展分级诊疗缓解本院存在问题程度与了解分级诊疗的相关性分析如表5-28、表5-29所示。越了解分级诊疗内容、转诊程序和越有推进患者下转意愿的医务人员，越能体会到开展分级诊疗对本院存在问题的缓解，也越能体会到工作状况的改善（$P<0.001$）。

表5-28　开展分级诊疗缓解本院存在问题程度与了解分级诊疗的相关性分析

变量	r	P
了解分级诊疗具体内容	0.350	<0.001
了解转诊程序	0.317	<0.001
推进患者下转的意愿程度	0.553	<0.001

表 5-29　开展分级诊疗改善工作状况程度和了解分级诊疗的相关性分析

变量	r	P
了解分级诊疗具体内容	0.325	<0.001
了解转诊程序	0.296	<0.001
推进患者下转的意愿程度	0.544	<0.001

不同级别医疗机构受调查医务人员基本情况及医务人员对分级诊疗了解和推进情况的差异如表 5-30、表 5-31 所示。二级医院、乡镇卫生院和社区卫生服务中心受调查医务人员的性别、年龄、职业、所在科室、职称、学历都存在统计学差异（$P<0.001$）；感受变化程度在二级医院、乡镇卫生院和社区卫生服务中心间呈现递减趋势，差异有统计学意义（$P=0.003$）。

表 5-30　受调查医务人员基本情况在医疗机构级别间差异比较

指标	分类	二级医院	乡镇卫生院	社区卫生服务中心	χ^2	P
性别	男	41	61	7	34.269	<0.001
	女	121	42	3		
年龄	19~44 岁	138	54	6	36.243	<0.001
	45~59 岁	23	49	4		
职业	执业医师	65	46	5	71.138	<0.001
	执业助理医师	0	18	4		
	注册护士	97	29	1		
	药师	0	3	0		
所在科室	内科	38	31	2	43.587	<0.001
	外科	46	17	1		
	中医科	0	10	2		
	妇产科	17	10	2		
	儿科	18	0	0		
	其他	42	33	3		
职称	无	9	1	4	37.870	<0.001
	初级	71	65	3		
	中级	65	30	3		
	副高及以上	15	7	0		

续表

指标	分类	二级医院	乡镇卫生院	社区卫生服务中心	χ^2	P
学历	高中或中专	2	30	3	78.799	<0.001
	大专	48	51	3		
	本科	99	22	4		
	硕士研究生	13	0	0		
	博士研究生	0	0	0		

表 5-31　不同级别医疗机构中医务人员对分级诊疗了解和推进情况差异

变量	分类	二级医院	乡镇卫生院	社区卫生服务中心	χ^2	P
了解分级诊疗具体内容	了解	128	94	5	33.720	<0.001
	一般	32	9	3		
	不了解	2	0	2		
了解转诊程序	了解	128	86	8	4.346	0.361
	一般	30	16	1		
	不了解	4	1	1		
推进患者下转意愿程度	感觉明显	116	75	5	28.855	<0.001
	一般	40	22	3		
	感觉不明显	6	6	1		
感受变化程度	变化明显	134	77	4	15.848	0.003
	变化不明显	24	23	4		
	没变化	4	3	2		
是否接受培训	是	105	78	6	5.863	0.210
	否	53	25	4		
曾向上转诊患者	是	62	43	3	0.576	0.750
	否	92	59	7		
曾向下转诊患者	是	78	69	5	8.726	0.013
	否	75	30	3		
曾同级转诊患者	是	118	83	7	1.861	0.394
	否	33	16	3		
工作状况改善	改善较多	114	66	5	6.277	0.393
	改善一般	41	29	4		
	改善少	5	8	1		

5.6　舒城县分级诊疗推进过程及政策措施归纳

作为对照县的舒城县，2016 年，舒城县继续深化公立医院改革。在治理机制方面重新组建了县医改领导小组，办公室设在县卫生和计划生育委员会，县主要领导任成员。在筹资方面把县级公立医院建设债务纳入政府债务逐步化解。在提高诊疗水平方面推动家庭医生签约工作，全县共完成家庭医生签约 165 256 人，签约率 21.4%，重点人群签约 77 702 人，签约率 33.54%。在医保方面开展即时结报和按病种付费等支付改革方式。在药品方面施行药品、耗材网上采购并开通应急采购通道；监控重点药品。2017 年，在筹资方面帮助公立医院化债减负，改革公立医院绩效薪酬并控制医疗费用不合理增长。在提高诊疗水平方面继续推动家庭医生签约工作，全县家庭医生签约服务 29.2 万人，占常住人口的 38.4%，重点人群签约 17.1 万人，签约率为 74%；开展县域内医疗机构工作人员的进修、帮扶工作；着力开展等级卫生院和标准化村卫生室建设；帮助乡镇卫生院等级创建。在医保方面二级公立医疗机构全面试点按病种收费，同时探索临床路径管理。在药品方面继续加强药品、耗材的采购监管；开展药品采购"两票制"专项检查；开展村级医疗机构"规范药房"示范建设；加强药品不良反应监测。在卫生人力资源建设方面与省编办探索建立乡管村用村医编制调研工作；实行医务人员乡村一体化管理。在信息化建设方面县域卫生信息平台功能升级，完成了对数据中心的安全优化，建设了全民健康信息管理平台；推进远程医疗建设，试点远程影像诊断、远程心电系统等，方便患者就医；实施基层卫生信息标准化管理，全县基层医疗卫生机构使用统一的省药品目录、疾病诊断编码（包括手术和操作编码）和医疗服务项目，所有项目由县级统一管理。在医养结合方面推进医疗卫生和养老服务相结合。

由调研资料可见，安徽省六安市舒城县在推动分级诊疗时并未进行以医共体建设和医保预付制为核心内容的整合型医疗服务体系建设，和安徽省某市推动分级诊疗的政策措施差别明显。

5.7　分级诊疗理论框架的完善

前文构建了基于管理理论的分级诊疗理论分析框架和评价体系，在此基础上，本书通过对安徽省某市和舒城县的实证研究，不仅证实了该理论分析框架的有效性，更对其进行了丰富和完善——运用两次调研所搜集的定性资料，将上文所推演的实现路径进行具象化的表达，最终构建了基于医疗资源整合的分级诊疗理论架构、实现路径和评价体系，见图 5-2。

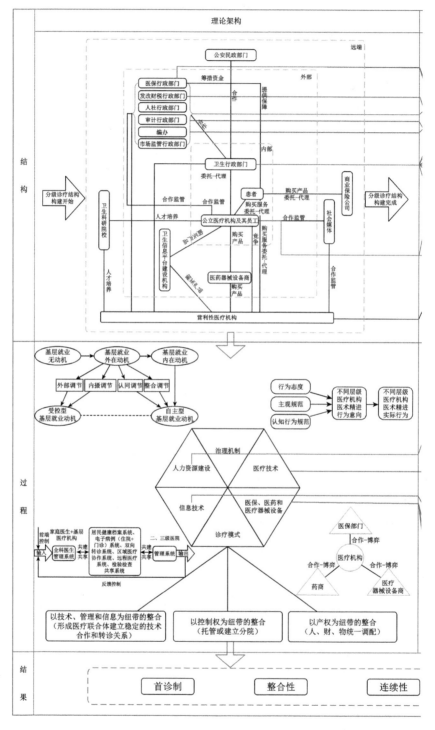

图 5-2　基于医疗资源整合的分级诊

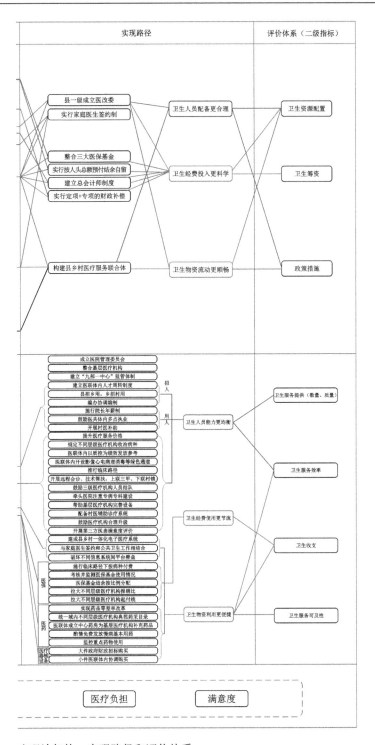

疗理论架构、实现路径和评价体系

第6章 评价结果的总结

6.1 分级诊疗推行的共性要素

随着我国经济高速发展、人口老龄化进程加快,人民群众对健康的渴求持续攀升。基于我国医疗机构各自为营的现状,建立整合型医疗服务体系,尤其是促进医疗资源的纵向整合,实现现有诊疗过程的连续性和完整性是必要且迫在眉睫的。本书通过评价安徽省某市分级诊疗模式来探讨适合在我国运行的分级诊疗模式,研究目标与医改方向和国家大政方针相符合,具有较强的现实意义和深远价值。

本书主要评价分级诊疗实施效果,以一个典型示范地区安徽省某市为案例研究的切入点。而分级诊疗开展的形式放眼国内外无可参照,故而综述他国,尤其是欧美发达国家层级医疗、整合医疗发展历程和概况,并回顾我国历史上三级卫生服务体系的发展历程,"以史为镜,可以知兴替",明晰其建设的共性要素。本书在总结国内外层级医疗顺畅运行的各种模式后发现,欧美各国实现基层首诊和层级诊疗常采用强制首诊的方式,但该方式和我国居民一直以来的看病习惯不相容,若强制基层首诊制,也不利于人民群众满足感和获得感的提升。我国推行分级诊疗的必备要素为:①较高医疗水平的基层"守门人";②医保杠杆的有效使用;③完备的配套机制;④所建立的医疗服务体系必须与当时社会经济文化相协调适应。其实也是从提升基层医疗机构的内在诊疗实力和构建基层医疗机构的外在发展环境入手,利用自身优势吸引患者基层首诊,提供便捷顺畅的渠道来实现患者双向转诊。

6.2 分级诊疗理论分析框架和效果评价体系

为研究好、研究透分级诊疗建设,有学者从多个方面进行探索,如探索其建设机制、研究其典型案例、归纳其经典模式、提炼其重要手段等,多数研究的内容还是局限于某一部分、环节或阶段,单纯依靠某个手段或某个环节的改进来建设分级诊疗,效果一定是有限的。故本书从"体制创新、机制创新"的角度出发,从战略层面系统考虑分级诊疗效果评价的问题,实则也是考虑分级诊疗体系建设的问题,期望建立一种长效管理与运行机制,提供可持续的、根本性的解决方案。与其他分级诊疗研究相比,更具有前瞻性和全局性。

鉴于分级诊疗体系建设的效果很难在短时期内表现出来,本书在总结国内外多种卫生系统、卫生服务和卫生绩效评价体系的基础上，广泛咨询行业内专家学者意见，构建了基于"结构—过程—结果"的分级诊疗理论分析框架和评价体系，所构建的理论分析框架也客观反映了分级诊疗的构建绝非某个部分、某个环节所导致的，而是宏观背景下诸多环节协同作用的结果，而最终实现的结果就是一种整体性的、配合默契、运作有序的卫生服务模式。再在对基于整合医疗的安徽省某市分级诊疗模式分级诊疗实证研究过程中为其实现路径政策措施部分进行补充和完善，最终形成了"理论框架—实现路径—评价体系"系统性的包含 3 个一级指标、12 个二级指标和 32 个三级指标的带权重的分级诊疗效果评价指标体系，并以此作为本书评价的依托。评价体系比较全面和系统，可为其他学者的评价提供参考。而在广泛咨询专家学者后形成的分级诊疗效果评价体系具体指标方面，"基层医疗机构中级以上卫技人员数占比"和"基层医疗卫生机构诊疗量占比"权重值较大，体现了专家学者对于分级诊疗最终落脚点在"强基层"的看法比较一致。

6.3　安徽省某市分级诊疗模式实施效果评价

通过研究发现安徽省某市分级诊疗模式就是通过建立健全地区卫生领域的治理机制、医保筹资机制、整体医疗水平提高机制、医疗资源共享机制、人力资源建设机制、信息化和公共卫生预防康复建设机制，来达到区域内分级诊疗的效果，其核心是医共体的建设和医保基金按人头预付制。安徽省某市分级诊疗模式内在机制是通过实现上述过程更高效地配置医疗资源，使得该地卫生领域人、财、物的使用、流动和配比更合理，更向基层倾斜以实现分级诊疗。这部分内容进一步通过对其内涵的深化和机制的解读，回答了本书所提出的安徽省某市分级诊疗模式"是什么"的问题。

本书的研究设计希望通过 DID 法提炼政策效果，并选取了安徽省舒城县作为对照县。但是研究过程中，因为客观原因安徽省某市和舒城县两县域所抓取数据不够具体。为客观、系统、全面地评价安徽省某市分级诊疗模式分级诊疗效果，弥补办法一是将所得数据代入回归模型初步探索趋势；二是运用所构建评价指标体系对两县域每年数据取加权和以观测最终得分情况并做未来发展趋势预测；三是实证研究时广泛搜集定性定量研究资料，从医方、患方、管方和筹资方多角度提炼安徽省某市分级诊疗效果。

通过定量资料分析发现，就安徽省某市和舒城县分级诊疗指标情况而言，舒城县开展分级诊疗的基础条件优于安徽省某市——两地区在 2015 年以前，舒城县有包括"基层医疗机构中级以上卫技人员数占比""基层医疗机构床位数占比""基层医疗机构年投入在年卫生支出中占比""进修医生数量""域内上级医院对下级医院开展技术培训次数""技术性劳务占比""14 天再入院率""二级及以上医疗机构每医生日门诊量""基层医疗机构每医生日门诊量""床位使用率""基层医疗机构收入""向下转诊率""上转患者治愈率""医务人员满意度"共 14 个指标情况优于安徽省某市（$P<0.05$）。通过三年的改革，安徽省某市分级诊疗效果指标中的"上级医院对下级医院开展技术培训次数""上转患者治愈率""向下转诊率"提升迅速，与舒城县的统计学差异消失，说明安徽省某市的分级诊疗措施从政策环境、医疗质量、层级转诊等方面缩小了两县域的指标差异。而安徽省某市既往指标"基层医疗机构年诊疗人次""基层医疗卫生机构诊疗量占比""患者满意度"在改革前与舒城县差异无统计学意义，改革后上述指标出现了统计学差异（安徽省某市指标优于舒城县）。说明和对照县舒城县比较，安徽省某市在推行基于医疗资源整合的分级诊疗政策措施后，不同层级医疗机构间，尤其是上级医疗机构对下级医疗机构进行技术培训次数增多，同时众多举措下患者下转率得到明显提升。但安徽省某市基层医疗机构诊疗量和诊疗量占比下降的幅度比舒城县大，和"向下转诊率"指标的提升联合分析，可能是上级医疗机构下转率的提升导致由上级医疗机构转诊下去的患者多，直接基层就诊患者有所减少。

通过定量资料分析发现，就安徽省某市开展分级诊疗前后指标情况而言，安徽省某市体现分级诊疗效果的所有指标中"向下转诊率"（$P<0.001$）、"上转患者治愈率"（$P<0.001$）、"基层医疗机构门诊次均费用"（$P=0.044$）、"14 天再入院率"（$P=0.011$）和"医务人员满意度"（$P=0.016$）上升明显，"每医生日负担床日"（$P=0.022$）下降明显。说明安徽省某市改革后，患者下转率、上转患者治愈情况得到明显提升，所出台的推动分级诊疗的措施对引导患者下转基层医疗机构发挥了一定作用，地区医疗质量和连续性有所提升。但同时出现了基层医疗机构门诊次均费用的上升，可能存在的原因是患者医疗消费需求进一步提升、医疗项目丰富以及通货膨胀等。"14 天再入院率"的提高提示安徽省某市应进一步提升医疗质量，但也不排除患者医疗需求进一步释放所致。"每医生日负担床日"下降说明安徽省某市医疗服务效率在推进分级诊疗政策措施后得到有效提升，床位使用率得到提高。"医务人员满意度"的提升说明，在安徽省某市开展分级诊疗过程中，当地医务人员的获得感、满足感都较前增强。

通过定量资料分析趋势发现，就安徽省某市和舒城县五年分级诊疗效果得分而言，舒城县开展分级诊疗的基础条件比安徽省某市优厚，究其原因可能是因为舒城县一直地处安徽省内陆，与周边省份，尤其是包绕安徽省某市的经济水平比安徽省明显发达的江苏省并不接壤，受其他省份优质医疗资源虹吸力量较弱。安徽省某市 2015 年改革后，安徽省某市和舒城县每年得分差距明显缩小。同时，我们发现，安徽省某市得分在 2015 年出现波动——比 2014 年下降明显，可能的原因是改革措施对地方医疗卫生领域造成了一定的波动。而从 2016 年开始，安徽省某市得分提升明显，说明改革走上正轨后安徽省某市指标情况有明显提升,与舒城县的差距也逐步缩小,不排除未来有赶超之势。

通过定量资料分析发现,就安徽省某市和舒城县 5 年分级诊疗效果 DID 比较分析而言,推行基于医疗资源整合的分级诊疗政策措施后,"基层医疗机构中级以上卫技人员数占比""基层医疗机构每医生日门诊量""14 天再入院率""自付比""医务人员满意度"的情况较前降低,但是促进了"每医生日负担床日""向下转诊率""上转患者治愈率"的提高。"基层医疗机构中级以上卫技人员数占比"较前增幅放缓,有可能是区域卫生人力发展至瓶颈期,也可能是因为基层招人用人存在难度;"基层医疗机构每医生日门诊量"下降如上文分析,可能是转诊患者增多所致;患者"14 天再入院率"的降低和前文结合分析说明安徽省某市医疗水平、医疗质量较改革前有所提升;患者"自付比"的下降,说明地方政府对于卫生投入持续增加和医保的高效使用,百姓实际支付费用降低,客观反映百姓获得感的增强;"医务人员满意度"增幅放缓的可能原因是整合医疗的推动、分级诊疗的开展,牵头医院对基层医院帮扶的重点就是以人力资源为代表的医疗资源的下沉,这必然会增加医务人员工作量。成立医共体后,医务人员比以前更忙了,每个医务人员先要在科室排班,然后再排医共体的班,病人来了不能推诿病人,想尽办法也要接(医共体办公室主任)。"每医生日负担床日"的增长联合上文分析,说明改革在一定程度上使得"每医生日负担床日"降幅趋缓,不排除改革进一步释放卫生服务需求的可能性。"向下转诊率"和"上转患者治愈率"的显著提升说明了改革对于下沉患者作用较前明显。综上,改革在一定程度上对"卫生资源配置""卫生服务效率""医务人员满意度"起到了负向作用,但改革同时提升了"卫生服务提供(数量、质量)""连续性",也降低了"医疗负担"。

通过定量资料分析发现,就患者问卷调查情况而言,应答问卷中,上转而来的患者比例高于下转而来的患者,转诊原因主要为自己要求,也不排除患者自己对转诊情况并不了解的可能性;应答患者对目前分级诊疗转诊手续办理方便程度和等候时间普遍认为非常满意(分别占比 57.9% 和 84.2%);应答患者普遍认为看病方便程度大幅提高(44.4%)或有所提高(41.3%),对花费变化普遍认为无变化(44.9%);了解分级诊疗的最主要渠道是互联网媒体;直接就诊相较于转诊更能让患者觉得看病方便($P = 0.016 < 0.05$);住院患者相比较门诊患者更能感受到就诊费用提高了($P = 0.008 < 0.05$),门诊患者则更能感受到就诊费用的降低。归结而言,患者对分级诊疗了解程度较低,感触不深,患者对分级诊疗还处于初步接触阶段,希望让其彻底配合和接受转诊模式还需时日,但了解情况的患者对这种"新"模式还是有一定认可度的,基层医疗机构这两年重点工作任务是家庭医生签约,市里非常重视,大力宣传,也改变了老百姓的理念,从以前的不愿意掏钱变为主动花钱买健康(有偿包的形式)(安徽省某市某镇卫生院院长)。通过调研发现有必要扩大对患者的宣传力度以推动分级诊疗发展。分级诊疗的推行对于

患者而言，和现有的医疗服务模式存在差别。在现有医疗服务模式下，患者随意性较大，想去哪家医院就去哪家医院，今天这个医院看不好明天就换一家医院看，这一情况会导致疾病治疗和健康维护的持续性较差，也会产生"有病才看病"的思想，所以医务人员尤其是基层医疗机构医务人员，在对患者进行分级诊疗宣传时，不妨从健康维护的意识入手，"有病治病，没病防病"，既能增加患者对分级诊疗中的基层首诊、双向转诊的认同感，也能增强患者和基层医疗机构的亲密感，距离拉近了，信任感也会随之增强。

通过定量资料分析发现，就医务人员问卷调查情况而言，多数受调查医务人员比较了解分级诊疗的内容和转诊程序，认为医疗机构愿意下转患者并曾上转过患者（占比分别为 82.5%、79.3%、71.3% 和 60.7%）；接受过医疗技术培训的医务人员对转诊程序了解程度更高，下转患者意愿程度也更高，结果有统计学意义（$P < 0.001$）；对医务人员进行技术培训和医务人员上转、下转及同级转诊患者间存在明显相关性（$P < 0.001$）。男性医务人员相比女性医务人员更容易获得来自医疗机构的培训（$P < 0.001$）；执业医师相比较执业助理医师、注册护士更容易获得来自医疗机构的技术培训，且概率呈递减趋势（$P < 0.001$）；副高级职称及以上相比较中级职称、初级职称和无职称更容易获得来自医疗机构的技术培训，且概率呈递减趋势（$P < 0.05$）；硕士研究生及以上学历相比较本科学历、大专学历更容易获得来自医疗机构的技术培训，概率同样呈递减趋势（$P = 0.001$），说明性别、职业类型、职称级别和学历对医务人员能否获得来自医疗机构的培训具有影响。安徽省某市分级诊疗推行后对医疗机构所造成的影响较大，各种机会（包括会诊、培训、信息共享）增多，能在一定程度上解决医疗机构发展时面临的一些问题，改善医务人员工作状况。分级诊疗对于医务人员个体而言带来的影响主要体现在工作强度增大、工作时间增长方面；对医务人员来说，主要希望能从此过程中提升个人收入、个人工作能力以及改善工作条件等。了解分级诊疗内容、转诊程序并愿意推进分级诊疗和体会到开展分级诊疗对医疗机构产生影响存在显著相关性。越了解分级诊疗的内容和程序及越有推进患者下转诊意愿的医务人员越有过下转患者的经历（$P < 0.001$）；越了解分级诊疗的内容的医务人员越有过同级转诊患者的经历（$P = 0.029$）。越了解分级诊疗内容、转诊程序和越有推进患者下转意愿的医务人员，越能体会到开展分级诊疗对本院存在问题的缓解，也越能体会到工作状况的改善。在二级医院、乡镇卫生院和社区卫生服务中心中，受调查医务人员的性别、年龄、职业、所在科室、职称、学历都存在差异（$P < 0.001$）；感受变化程度在二级医院、乡镇卫生院和社区卫生服务中心间呈现递减趋势，差异有统计学意义（$P = 0.003$）。上述情况表明从医务人员个体出发推动分级诊疗和扩大宣传的重要性，也验证了上文理论部分运用自我决定理论推动分级诊疗人力资源建设相关内容。归结而言，医务人员对分级诊疗熟悉和了解程度远超患者，说明

安徽省某市对医务人员所做的分级诊疗宣传已经开始见效。医务人员对分级诊疗模式比较能接受，认为分级诊疗的开展给自身带来了一定的机遇也创造了新的平台，医共体牵头医院一年大概免费帮下面培训十余人，而其医生自身的医疗技术也是通过上联三甲、下联乡镇提升了不少（医共体办公室主任）；当初建设医共体的初衷主要还是为了老百姓，但是乡镇卫生院通过医共体建设也有获益：医疗技术提升了，医务人员待遇提高了，提高的待遇主要来自分级诊疗搞得好，结余得多，乡镇医务人员也就分得多，政府也投钱，安徽省某市对基层医疗机构采取发展靠政府、运行靠自身的模式（安徽省某市某镇卫生院院长）；参加医共体的初衷是希望提高卫生院的医疗水平和基础设施建设，建设后发生了变化：一是基层医疗机构服务能力增强，主要是因为医共体医疗机构间通过开展示教、讲座和进修等方式提高了医疗技术和服务能力；二是职工待遇较前有所提高，以村医为例，目前村医的收入主要有几个方面，如有偿的家庭医生签约服务，每签一个人得 50 元；三是门诊量提升了，主要是乡村医生签约服务转过来的首诊、有自身意愿首诊和通过开展高血压、糖尿病免费发药加强联络后自动来基层就诊的患者，医共体建设后从患者跑变为医生跑也提升了基层医疗机构门诊量（安徽省某市某镇乡镇卫生院院长）。当然不可避免的是医务人员日常工作的负担加重了，虽然大家工作量都在翻倍，但为了安徽省某市都在坚持（安徽省某市某镇卫生院院长）。调研结果还提示，应对患者和基层医疗机构的、低年资的和低职称级别的医务人员扩大宣传，其对分级诊疗的接受程度、拥护程度对分级诊疗的效果也很重要。推行分级诊疗，医务人员是和患者接触的第一个关口，医务人员真正对分级诊疗认可了，自然也会身体力行地向患者进行宣传。医务人员也分牵头医院和基层医疗机构，他们的立场和期许也存在差异。作为基层医疗机构医务人员，由调研结果可知，他们更希望获得的是医疗能力的提升和发展平台的提高，医疗机构间组织的技术培训是很好的方式。而对于牵头医院的医务人员而言，由前文计划行为理论指导分级诊疗医疗技术提高相关内容可知，行为态度、主观规范和知觉行为控制是决定行为意向的三个主要变量，牵头医院医务人员在面对分级诊疗时往往处于付出者的角色定位，所以更多的是一种自身价值的实现和满足。提示医院管理者在面对这两种医务人员时，宣传分级诊疗时的方式也应有所区别。

这部分内容也回答了本书设计之初提出的安徽省某市分级诊疗模式"怎么样"的问题。

6.4　安徽省某市分级诊疗推进模式可持续性评估

安徽省某市全面推进分级诊疗时间不长，从 2015 年初至今也才七年余，却能引起学术界广泛关注，成为推行分级诊疗示范点中浓墨重彩的一笔。安徽省某市分级诊疗模式分级诊疗的可持续性如何？政策的可持续性评价即政策措施是否具有可持续性和可推广性。政策措施的推行是在特定时空条件下进行的，若脱离了决策者的支持，政策措施是否还具有生命力以及能否持续开展是可持续性评价的主要内容。本书拟通过对政策措施的外部宏观环境、内部微观环境和改革效果三个方面进行分析，评价安徽省某市分级诊疗模式是否具有可持续性。

　　首先，安徽省某市分级诊疗模式是在外部环境压力中形成的。安徽省某市虽位于安徽省境内，但几乎被包绕在江苏省内，江苏省优质的医疗资源对安徽省某市虹吸效应较强，2015年正式推行基于医疗资源整合的分级诊疗措施前，域内患者流失情况严重，安徽省某市医改决策层面领导人意识到，若不提升能力，主动吸引患者，很难改变现状。而留不住患者的主要原因是能力问题，域内各级医疗机构必须得有相应的能力，用患者的话来说就是："县里能把我的病看好，我干嘛还要跑到南京去？"施行分级诊疗不能限制老百姓的选择，那样患者满意度会下降，就不是医改的初衷了。所以做医共体、分级诊疗的主要手段还是把外流的病人留住，把患者吸引在域内就诊，把双向转诊做好（医共体办公室主任）。

　　其次，安徽省某市分级诊疗模式的形成是有内在动因的。安徽省某市2009年11月被安徽省确定为基层医改试点县（市）后，首先进行了管理体制、人事制度、分配制度、财政保障制度、绩效考核制度和问责监督制度在内的卫生体制改革；2012年10月起实行药品（除中药饮片外）零差率销售。所以历经一系列改革措施，安徽省某市医疗卫生体系相对健全，具备进一步施行医改和推动分级诊疗落地的现实基础。

　　最后，通过上述结果分析，安徽省某市分级诊疗模式对分级诊疗的效果总趋势是向好的，2016年正式开始推进医共体，通过这几年的建设，安徽省某市分级诊疗模式基本可以说是可复制、可持续的。问题肯定有，但是总的趋势是好的。基于医疗资源整合的政策措施总体是有效的，不仅体现在提升县域医疗服务质量和降低百姓医疗负担方面，更重要的是体现在患者和医务人员切身感受上。归根结底，这才是安徽省某市分级诊疗模式可持续发展的根本动因。

　　综上所述，安徽省某市分级诊疗模式是在内外因相互作用下形成的，这也回答了本书设计之初提出的安徽省某市分级诊疗模式"为什么"的问题。基于医疗资源整合的分级诊疗模式的推动具备一定可持续性，也为其他地区按此模式推动分级诊疗提供样本模板。

6.5　安徽省某市分级诊疗模式复制推广的条件

　　本书进一步归纳推广和复制安徽省某市分级诊疗模式的内外条件。①外在条件：首先从外部环境看，目前整个安徽省对于医改重视程度较高，对分级诊疗政策执行力较强，是安徽省某市分级诊疗模式推动的重要环境支撑。其次，目前安徽省内对医疗信息系统互联互通平台构建较为重视，发展较快，这既是医保、医药等医疗资源整合的重要依托，也是分级诊疗真正落地的重要技术支撑。最后，分级诊疗的实现需要大量的前期投入工作，体制机制构建与财政支撑密不可分。②内在条件：首先，地方医疗机构、地方政府及地方百姓需要对分级诊疗至少具备一定认同度，通过上文医患调查可见，无论医还是患，对分级诊疗的态度都是越认同则对结果越满意。其次，由安徽省某市分级诊疗模式分级诊疗建设步骤可见，建设分级诊疗需"按部就班"——第一步整合三级医疗服务体系，使得医疗资源在整合体内能够互联和互通，在节约资源的同时变患者流动为医疗资源流动，方便患者；第二步在完备的医疗服务体系基础上，建立健全健康管理网络。包含家庭医生、慢病管理、健康教育、医养结合与公共卫生等在内的全方位、全过程和全生命周期的健康维护才是分级诊疗实施的最终效果与目的。再次，安徽省某市分级诊疗模式的建立建成离不开强有力的领导者，领导者带领地区完成改革需要能力、勇气和智慧。最后，安徽省某市分级诊疗模式在运行过程中也存在和鼓励竞争的行为，譬如，目前两家医共体分别代表中医和西医两大医疗服务模式，各有特色，各有擅长，在实力上旗鼓相当，具备竞争的条件；再譬如，原先第三家医共体的牵头单位（某民营医院）因管理问题，现已经申请退出安徽省某市医共体建设，说明安徽省某市医共体彼此之间、自身内部存在优胜劣汰的竞争淘汰机制，也提示其他地方在引入类似模式时，竞争机制对于激发医疗机构活力或有益处。

6.6　推行分级诊疗的政策建议

（1）分级诊疗建设离不开政府的引导和支持。我国分级诊疗的最高决策者、绘图师还是中央政府，所以在政策落实中，一定要明确政府的角色，没有中央政府的参与，单纯依靠地方的自觉性，很难使其顺利推行。

（2）在具体推动前，应进行统筹规划，长期而细致的规划能增加分级诊疗推进的执行力。具体而言，可建立由政府参与决策的分级诊疗推进进度表，按步骤执行，循序渐进。

（3）分级诊疗的推行需明确各层各级各单位职责，规定相应的奖惩机制，注重过程的监督、激励和约束。过程中，对各级各单位相关负责人也应有一定的激励与约束机制，单依靠个体或单个的组织主动去做，很难达到完全按标准执行。

（4）应对医患双方进行适当的前期宣传，以防其对新医疗模式的推行存在抵触心理，宣传时应注意方式方法。对医务人员的宣传可按其身处基层医疗机构还是牵头医院进行方式和理念的区别，让其更能接受分级诊疗的优势。

（5）由安徽省某市分级诊疗模式的效果评价可见，基于医疗资源整合的以医共体和医保预付制建设为核心，同时辅以医药、卫生信息等配备医疗资源建设的分级诊疗推动模式具有可推广价值，可以此作为分级诊疗推广的样板。

这也回答了本书设计之初提出的安徽省某市分级诊疗模式"怎么办"的问题。

6.7　结　　论

（1）分级诊疗是医疗资源整合最终结果的体现，既是分——患者有序分流，按其需求进行诊疗诊治、疾病防控、健康维护在内的便民惠民服务；慢病在基层、疑难病顺畅转诊至高级别医疗机构；有效应对人口老龄化，避免医疗资源浪费，达到控费的效果。也是合——通过医疗资源有效整合，不同层级医疗机构形成服务整体，各司其职、共同提高服务效能，为患者提供连续性医疗服务。

（2）本书构建了涵盖"理论框架—实现路径—评价体系"的包含3个一级指标、12个二级指标和32个三级指标的带权重的分级诊疗效果评价体系，其中"基层医疗机构中级以上卫技人员数占比"和"基层医疗卫生机构诊疗量占比"两项指标权重值较高。

（3）基于医疗资源整合的安徽省某市分级诊疗模式，以医共体的形式进行命运捆绑，以预付制的方式进行经济激励，同时建设卫生人力资源、卫生信息化等配套机制，激发了地区医疗服务体系活力，提升了地区医疗服务质量和利用率，增强了地区医疗服务连续性，提高了医保基金使用效率，降低了患者医疗负担。基于医疗资源整合的安徽省某市分级诊疗模式与当地社会经济文化情况相适应。

（4）医务人员层面，安徽省某市分级诊疗模式激发了医务人员的积极性，为医务人员提供更广阔的发展平台，促使其主动成为医疗服务体系的基层"守门人"；患者层面，安徽省某市分级诊疗模式能在医共体间运用竞争机制促使医共体提升整体能力以主动吸引患者，在医共体内能以节约成本为导向促使牵头医疗机构下转患者并将治疗关口前移到预防，最终为患者带来诊疗便利和持续的健康维护。研究发现，对基层医疗机构医务人员和患者加强分级诊疗的宣传是进一步推行分级诊疗的重要环节。

（5）分级诊疗的有效推行应在政府统一领导和宏观规划下，明确相关机构权责，分步骤进行基于医疗资源整合的分级诊疗模式建设，以医共体和医保预付制为核心，完善相关配套机制建设，才能有效保障其可持续发展。

参 考 文 献

安格里斯特 J，皮施克 J S. 2012. 基本无害的计量经济学. 郎金焕，李井奎译. 上海：格致出版社.

保宏翔. 2007. 国家卫生系统绩效统计指标的评价与对比研究. 西安：第四军医大学.

蔡江南. 2011. 美英两国医改新进展及对中国医改的启示. 中国卫生政策研究，4（3）：51-56.

常朝娣，陈敏. 2018. 分级诊疗服务信息技术应用探讨. 中国医院管理，38（4）：50-52.

陈焕生，于丽华. 1997. 德国医院管理特点. 中华医院管理杂志，13（1）：60-63.

陈建先. 2018. 博弈理论框架：一个理论体系的建构. 重庆理工大学学报（社会科学），32（1）：88-95.

陈曼莉. 2011. 新医改背景下我国基层中医药发展策略研究. 武汉：华中科技大学.

陈鹏. 2018. 生产关系的博弈内涵探析. 科学社会主义，（1）：30-36.

陈睿莹. 2016. 我国分级诊疗制度的历史演进及发展路径探析. 辽宁医学院学报（社会科学版），（3）：7-10.

陈天雄，黎东生，龙文磊，等. 2017. 广东省"十三五"期间各级医疗机构总诊疗量预测. 中国卫生资源，20（4）：304-307.

陈雨婷. 2016. 优化分级诊疗制度研究——以上海市 F 区为例. 上海：上海师范大学.

陈煜，刘金宝，欧阳静. 2008. 政策评价在卫生领域的研究综述. 卫生软科学，22（5）：353-356.

陈智敏，吴芷涵，李跌军，等. 2020. 新型冠状病毒肺炎防治工作中分级诊疗的应用与展望. 中国医院管理，（6）：35-37.

陈志仙，高山，陈昭蓉，等. 2017. 分级诊疗实施效果评价的理论框架. 卫生经济研究，（12）：25-27.

程豪. 2015. 河南省分级诊疗制度设计. 郑州：郑州大学.

储振华，任犹龙. 2001. 卫生政策评价的动态与概念. 卫生经济研究，（10）：36-37.

戴莎白，黄晓光. 2013. 德国全科医生的教育和就业情况及现存问题. 中国全科医学，16（36）：3519-3521.

戴卫东，陈岑. 2018. 家庭医生签约制度的分级诊疗效果研究. 中国公共卫生，34（7）：1-6.

德鲁克 P. 2009. 管理的实践. 齐若兰译. 北京：机械工业出版社：1-20.

邓雪，李家铭，曾浩健，等. 2012. 层次分析法权重计算方法分析及其应用研究. 数学的实践与认识，42（7）：93-100.

丁岚，王军永，于金瑞，等. 2021. 基于文献分析的我国分级诊疗体系问题研究. 中国农村卫生事业管理，41（6）：397-401.

杜创. 2016. 平台理论视角下的互联网与"分级诊疗". 中国卫生政策研究，9（1）：58-64.

杜杏利，高欢，李卉，等. 2017. 国内外医联体及分级诊疗构建模式对比与思考. 中国医院，21（12）：40-42.

方少华. 2014. 全民医保背景下实现分级诊疗的路径研究. 卫生经济研究, (1): 18-21.

冯娟, 沈晓, 向清. 2009. 浅析医疗保险三方间的委托代理关系. 中国卫生事业管理, (3): 171-173.

冯立中. 2014-07-07. 安徽新农合出招促分级诊疗. 健康报, (3).

冯显威, 王慧, 程刚. 2007. 巴西医疗卫生体制改革及其对我国的启示. 医学与社会, 20 (12): 30-32.

高燕妮. 2010. 基于产品属性相对性视角的我国医疗卫生事业发展研究. 理论导刊, (9): 16-17, 20.

高月霞. 2014. 社会医疗保险政策对医疗服务影响的效果评价. 成都: 西南财经大学.

格朝斌. 2012. 衡水市新型农村合作医疗发展及效果评价研究. 石家庄: 河北经贸大学.

格林格尔 T, 苏健. 2011. 德国医疗改革的范式转变及其影响. 江海学刊, (6): 21-27.

龚长安. 2016. 我国分级诊疗服务体系问题与对策研究. 武汉: 华中师范大学.

郭伟. 2017. 我国医疗服务业分级诊疗制度及其有效性研究——以重庆市为例. 重庆: 重庆理工大学.

郭岩. 2003. 卫生事业管理. 北京: 北京大学医学出版社.

国家卫生计生委统计信息中心. 2015. 第五次国家卫生服务调查分析报告. 北京: 中国协和医科大学出版社.

国家卫生健康委统计信息中心. 2021a. 2018 年全国第六次卫生服务统计调查报告. 北京: 人民卫生出版社: 47.

国家卫生健康委统计信息中心. 2021b. 全国第六次卫生服务统计调查专题报告（第二辑）. 北京: 中国协和医科大学出版社: 377, 409.

国家卫生健康委统计信息中心. 2021c. 全国第六次卫生服务统计调查专题报告（第一辑）. 北京: 中国协和医科大学出版社: 384, 389-396, 482.

国务院发展研究中心社会部课题组. 2017. 推进分级诊疗: 经验·问题·建议. 北京: 中国发展出版社.

韩优莉, 常文虎. 2017. 区域医疗服务体系纵向整合效应研究—不完全契约理论模型及应用. 中国行政管理, (11): 128-134.

汉业旭, 姚峥, 赵国光, 等. 2018. 分级诊疗背景下医联体发展的探讨与建议. 中国医院, 22 (1): 47-48.

何秀芝. 2015. 我国社会保障水平的区域差异、影响因素与政策优化路径. 南京: 南京大学.

贺蕾, 姚强, 蔡敏, 等. 2014. 医药卫生体制改革效果评估框架及指标体系研究. 中国卫生信息管理杂, (5): 468-473.

贺永莲, 杨立, 田先伶, 等. 2017. 探索双向转诊模式促进"分级诊疗"工作开展. 中国社区医师, 33 (2): 164-165.

亨德森 J. 2008. 健康经济学. 向运华, 钟建威, 季华璐译. 北京: 人民邮电出版社.

胡坤, 孟庆跃, 胡少霞. 2007. 利益相关者理论及在卫生领域中的应用. 医学与哲学 (人文社会医学版), 28 (2): 17-19, 23.

胡善联. 2006. 国外卫生政策和系统研究进展及启示. 卫生经济研究, (6): 43-44.

胡善联. 2010. 国际组织对我国医药卫生体制改革监测与评价框架的建议. 中国卫生政策研究, 3 (3): 4-6.

黄超.2014.公立医院改革"三明模式"的路径与效果研究.厦门：厦门大学.

黄德春.2003.投资项目后评价理论、方法及应用研究.南京：河海大学.

黄翔宇,何克春.2017.美国经验对我国推行分级诊疗的启示.卫生经济研究,(11)：22-24.

霍振国,张晓,刘蓉,等.2008.新型农村合作医疗绩效平衡计分卡法评价.中国公共卫生,7（24）：867-868.

季慧敏.2016.南京市分级诊疗制度的分析与完善.南京：南京中医药大学.

贾润林.2014.内蒙古新型农村合作医疗运行效果评价研究.呼和浩特：内蒙古农业大学.

靳薇.2015.社会主义核心价值观视域下的中国医疗卫生体制改革研究.北京：中共中央党校.

Khoon C C,杨阳,赵明杰.2007.30泰铢治疗所有疾病——泰国医疗保健制度的一种尝试.医学与哲学（人文社会医学版）,28（10）：7-13.

孔令敏.2015-04-10.厦门：分级诊疗慢病先行.健康报,（3）.

朗曼 F.2011.最好的医疗模式公立医院改革的美国版解决方案.李玲,徐进,等译.北京：北京大学出版社.

李娟.2016.北京市分级诊疗中信息资源共享需求及策略研究.北京：北京协和医学院.

李玲.2018.分级诊疗的基本理论及国际经验.卫生经济研究,(1)：7-9.

李玲,江宇.2014.医改实践为全面深化改革探索道路.湖南师范大学社会科学学报,43（3）：103-108.

李玲,徐扬,陈秋霖.2012.整合医疗：中国医改的战略选择.中国卫生政策研究,5（9）：10-16.

李梦斐.2017.我国"医联体"发展现状与对策研究.济南：山东大学.

李淼.2017.分级诊疗制度下"医联体"模式实施效果研究——以山西省为例.太原：山西医科大学.

李闪闪,张新庆.2019.分级诊疗制度蕴含的知情选择伦理价值.中国医学伦理学,32（2）：263-267.

李洋,王辉.2004.利益相关者理论的动态发展与启示.现代财经,7（24）：32-35.

李勇杰.2009.社会医疗保险制度创新的框架研究——基于委托代理理论视角.广西社会科学,（4）：48-51.

梁朝金,胡志,秦侠,等.2016.德国分级诊疗实践和经验及对我国的启示.中国医院管理,36（8）：76-77.

梁鸿,贺小林.2017.中国家庭医生制度探索与改革的长宁模式.中国卫生政策研究,10（10）：1-2.

梁洁,许星莹,李峰,等.2017.我国分级诊疗制度实施现状分析.医学与社会,30（11）：22-25.

梁思园,何莉,宋宿杭,等.2016.我国医疗联合体发展和实践典型分析.中国卫生政策研究,9（5）：42-48.

梁涛,杨立倩,虞春丽,等.2018."互联网＋医疗"模式助推分级诊疗落地.医学信息杂志,39（1）：18-21.

梁万年,王辰,吴沛新.2020.中国医改发展报告（2020）.北京：社会科学文献出版社.

林伟龙.2015.英国国家卫生服务体系亟需改革.中国卫生政策研究,8（1）：7.

林振威.2016.基于医联体模式的分级诊疗服务体系评价——以武汉市为例.武汉：华中科技大学.

刘斌,王春福.2000.政策科学研究（第一卷）.北京：人民出版社：5-285.

刘丹. 2014. 医疗服务体系资源整合促进策略研究. 武汉：华中科技大学.

刘盾，林玳玳，袁伦渠. 2009. 美国医疗保障体系的第三方代理机制. 中国劳动，（7）：29-31.

刘丽虹，李爱梅. 2010. 动机的自我决定理论及其在管理领域的应用. 科技管理研究，（15）：115-119.

刘敏斯. 2011. 基于高校网络教学平台的学习绩效评价研究. 南昌：南昌大学.

刘喜梅. 2016-12-14. "医共体"带动整合型医疗. 人民政协报，（5）.

刘鑫鑫. 2017. 以 Donabedian 结构—过程—结果理论构建儿科护理敏感性质量指标评价体系. 杭州：浙江大学.

刘兴智. 2011. 项目治理社会网络风险分析方法研究. 济南：山东大学.

刘政，严运楼. 突发疫情防控背景下分级诊疗制度研究. 中国卫生法制，（4）：18-21.

刘智勇，姚岚，徐玲，等. 2016. 中国卫生系统绩效评价指标体系构建. 中华医院管理杂志，32（5）：339-342.

罗思仪. 2016. 分级诊疗背景下基层公立医院门诊流程精益优化研究——以某三级公立医院托管某二级公立医院为例. 南京：南京医科大学.

罗钰，蒋健敏. 2011. 利益相关者理论及其分析方法在卫生领域的应用进展. 中国卫生事业管理，28（2）：84-85，88.

吕键. 2014. 论深化医改进程中分级诊疗体系的完善. 中国医院管理，34（6）：1-3.

马本江. 2007. 基于委托代理理论的医患交易契约设计. 经济研究，（12）：72-81.

马克思 K. 1961. 政治经济学批判. 徐坚译. 北京：人民出版社：1-30.

马霞，甄天民，谷景亮，等. 2014. 社会网络分析方法在国内医药卫生领域的应用及启示. 中华医学图书情报杂志，23（10）：18-21.

孟群. 2017. 构建"互联网＋健康医疗"服务新模式 打造分级诊疗就医新秩序. 中国卫生信息管理杂志，14（2）：101.

孟群，尹新，党敬申. 2016. 互联网＋分级诊疗模式的思考. 中国卫生信息管理杂志，13（2）：111-114，127.

孟莛. 2017. 我国县乡卫生人才一体化的现状与困境. 中国卫生人才，（9）：18-22.

莫里亚茨 C，阿罗拉 V，沙阿 N. 2018. 以价值为导向的医疗服务. 杨莉译. 北京：北京大学医学出版社.

倪娟. 2016. 奥利弗·哈特对不完全契约理论的贡献——2016 年度诺贝尔经济学奖得主学术贡献评介. 经济学动态，（10）：98-107.

聂辉华. 2011. 对中国深层次改革的思考：不完全契约的视角. 国际经济评论，（1）：129-140，6.

潘多拉. 2013. "三明医改模式"的寻常与不寻常. 中国卫生人才，（7）：17.

盘仲莹. 2014. 质量与安全是医联体共赢之核心——访北京和睦家医院院长盘仲莹. 中国卫生人才，（5）：24-25.

庞伦祥，赖远全，梁永华，等. 2012. 高血压患者双向转诊临床路径的探讨与分析. 中国全科医学，（36）：4237-4239.

裴俊巍，曹逸涵，尹西明. 2015. 博弈论视角下政府采购寻租研究——基于政府采购医疗器械的分析. 中国政府采购，（3）：68-73.

亓晓，张勇，万霞，等. 2012. 公共卫生政策评价设计思路及其应用. 中国预防医学杂志，（3）：240-241.

饶克勤.2018. 健康中国战略与分级诊疗制度建设. 卫生经济研究,（1）：4-6,9.

苏琳.2017-12-03. 我省建立各种模式医联体168个. 河北日报,（3）.

孙辉.2014. 公立医院在医改中维持公益性的保障机制研究. 上海：上海交通大学.

孙岚,秦启文,张永红.2008. 工作动机理论新进展——自我决定理论. 西南交通大学学报（社会科学版）,9（6）：75-80.

谭光明,谢春燕,徐舒曼,等.2017. 前馈控制在医疗保健服务质量管理中的作用. 现代医院,17（9）：1266-1268.

唐绍军,姜洁,曾利辉,等.2017. 分级诊疗中的伦理学思考. 中国医学伦理学,30（1）：98-100.

唐闻佳.2017-09-09. 用"三医联动"破解医改这道世界难题. 文汇报,（1）.

汪唯,陈少贤,彭晓明,等.2008. 广东省公立医院效率分析与比较. 中国医院管理,28（2）：16-19.

王虎峰,王鸿蕴.2014. 关于构建分级诊疗制度相关问题的思考. 中国医疗管理科学,4（1）：28-30.

王虎峰,元瑾.2015. 对建立分级诊疗制度相关问题的探讨. 中国医疗管理科学,5（1）：11-15.

王俊霞,王静,薛云元.2012. 基于委托代理理论的新型农村合作医疗供需均衡研究. 财政研究,（12）：34-37.

王林浩.2015. 浙江省分级诊疗问题与对策研究. 杭州：浙江大学.

王璐,杜露,张晨璐,等.2021. 突发公共卫生事件对分级诊疗的影响——基于博弈论的因素分析. 现代医院管理,（4）：56-60.

王敏,余郭莉,黄玉梅,等.2017. 分级诊疗制度实施障碍及应对策略研究. 卫生经济研究,（4）：15-18.

王清波.2016. 分级诊疗制度的运行机制分析——基于厦门市的案例研究. 北京：北京协和医学院.

王若蔷.2016. 我国分级诊疗制度实现对策研究. 大连：辽宁师范大学.

王舒捷.2016. 公立医院公益性评价指标体系构建及评价——以江苏三级医院为例. 南京：南京大学.

王伟.2002. 日本医疗制度的课题与改革. 日本学刊,（3）：99-109.

王欣.2017. 我国卫生服务整合的体系背景分析及实施效果评价——基于三省九县（区）实证研究. 济南：山东大学.

王欣,马慧芬,朱炜明,等.2015. 安徽省卫生服务体系整合结构和有效性研究——以马鞍山市、肥西县和肥东县为例. 中国卫生政策研究,8（10）：5-12.

王欣,孟庆跃.2016. 国内外卫生服务整合评价方法概述. 中国公共卫生,32（9）：1280-1283.

卫生部统计信息中心.2005. 中国卫生服务调查研究：第三次国家卫生服务调查分析报告. 北京：中国协和医科大学出版社.

卫生部统计信息中心.2010. 中国卫生服务调查研究：第四次国家卫生服务调查分析报告. 北京：中国协和医科大学出版社.

魏东海,曹晓雯,冯欣贤,等.2021. 建立实体医院与互联网医疗相结合的整合型分级诊疗模式. 中国医院,（12）：24-26.

魏东海,曹晓雯,周其如,等.2018. 医养护一体化分级诊疗模式的实践与探索——基于医疗网络平台. 卫生经济研究,（3）：51-54.

魏珂,宋宁宏.2017. 分级诊疗背景下大型综合医院发展策略探讨. 中国卫生质量管理,24（1）：

78-80.

魏明杰, 刘雪仪, 钱东福. 2017. 农村医疗服务纵向整合影响因素研究——以江苏省为例. 中国卫生政策研究, 10 (4): 31-36.

温立新. 2017. 新医改形势下中医医院发展 SWOT 分析. 中医药管理杂志, 25 (8): 17-19.

温美林. 2016. 扬州市开展公立医院分级诊疗的分析与探讨. 太原: 山西医科大学.

吴春艳. 2015. 巴西区域性整合卫生保健网络政策: 从制定到实践. 中国卫生政策研究, 8 (7): 73.

吴明. 2002. 卫生经济学. 北京: 北京大学医学出版社.

吴勤德, 谢贤宇, 吴勇, 等. 2021. 我国分级诊疗政策效力与政策效果评估. http://kns.cnki.net/kcms/detail/13.1222.R.20210804.1323.014.html[2021-08-31].

项远兮. 2015. 基于乡村一体化管理政策的农村卫生服务资源整合研究. 武汉: 华中科技大学.

肖婧婧. 2017. 北京医改满月: 药费省 4.2 亿看专家难现象缓解. 中国数字医学, 12 (5): 87.

谢春艳, 胡善联, 何江江. 2014. 英国整合型保健发展经验: 以牛津郡为例. 中国卫生政策研究, 7 (9): 69-75.

谢宁干, 苗嘉魁, 杨凌, 等. 2019. 德尔菲法构建卫生行政处罚风险控制指标的研究. 中国卫生法制, 27 (1): 77-78.

谢添, 杨坚, 冯达, 等. 2015. 基于利益相关者理论的农村县乡两级医疗服务整合作用机制分析. 中国卫生政策研究, 8 (4): 53-59.

谢宇, 于亚敏, 余瑞芳, 等. 2017. 我国分级诊疗发展历程及政策演变研究. 中国医院管理, (3): 24-27.

谢媛. 2000. 政策评价方法及选择. 江西行政学院学报, (4): 19-21.

邢春利. 2016. 从社区角度分析医联体模式下分级诊疗的实施现状. 北京: 北京中医药大学.

徐细雄. 2012. 参照点契约理论: 不完全契约理论的行为与实验拓展. 外国经济与管理, 34 (11): 52-60.

阳明春, 林凤闺蓉, 管晓东, 等. 2017. "三明医改"患者满意度调查研究. 中国药房, 28 (18): 2468-2473.

杨存, 高羽, 陈功, 等. 2011. 公共政策评价核心指标体系构建的理论及方法. 中国卫生经济, 30 (8): 28-30.

杨坚, 何小群, 张妍, 等. 2017. 基于整合视角的分级诊疗与"两保合一"政策分析. 中国卫生经济, 36 (4): 29-31.

杨坚, 金晶, 张研, 等. 2016b. 我国省级层面分级诊疗文件比较分析. 中国医院管理, 36 (12): 14-16.

杨坚, 卢珊, 金晶, 等. 2016c. 基于系统思想的分级诊疗分析. 中国医院管理, 36 (1): 1-5.

杨坚, 谢添, 金晶, 等. 2016a. 我国各省分级诊疗政策分析. 中国卫生经济, 35 (1): 14-17.

杨莉. 2017. 医联体模式下分级诊疗制度的实施现状研究——以南京市 X 区医联体为例. 南京: 南京中医药大学.

杨兴怡, 方子, 方鹏骞, 等. 2017. 我国分级诊疗制度评价体系研究. 中国医院管理, 37 (5): 1-4.

杨雪琴. 2016. 分级诊疗下基层医疗机构存在问题及发展对策分析. 临床医药文献电子杂志, 3 (50): 10054-10055.

杨雅南, 钟书华. 2013. 政策评价逻辑模型范式变迁. 科学学研究, 31 (5): 657-665.

姚银銮, 熊季霞. 2017. 基于博弈论与激励相容理论的我国分级诊疗体系分析. 中国医院管理,

37（12）：6-8.

叶芳，王燕．2013．双重差分模型介绍及其应用．中国卫生统计，30（1）：131-134.

叶龙杰．2017-01-11．分级诊疗突出医联体作用．健康报，（3）．

叶昱，万明．2021．基于信息化的门诊分级诊疗模式下慢性病患者就医体验状况调查．中国医药
导报，18（2）：48-51.

于天甲，吴禹飞，毛静馥．2018．黑龙江某地区医务人员分级诊疗认知度调查．中国公共卫生管
理，34（4）：493-496.

余红星，姚岚，李莹，等．2014．基于分级诊疗的医疗机构分工协作机制探究．中国医院管理，
34（7）：1-3.

袁莎莎，勇志鹏，王芳，等．2017．基于典型案例的纵向整合模式下基层医疗卫生机构服务质量
研究．中国卫生政策研究，10（7）：41-46.

曾磊．2017．太原市迎泽区居民对于分级诊疗的认知水平调查分析．太原：山西医科大学．

曾微．2016．福建省分级诊疗模式及效果评价研究．福建，福建医科大学．

翟晓辉，刘俊峰，褚湜婧，等．2017．大型公立医院在医改攻坚期的问题探索．中国卫生经济，
36（6）：53-54.

张朝阳．2008．浙江省新型农村合作医疗试点效果系统评价．上海：复旦大学．

张慧琳．2009．我国新型农村合作医疗运行效果评价研究．大连：大连理工大学．

张雷，顾民，王晓东，等．2014．区域医疗联合体的发展策略研究．中国卫生质量管理，2014，
（2）：74-76.

张平，徐兵，甘筱青．2018．市场结构、医疗保险与医疗费用的关系研究．管理工程学报，（2）：
53-58.

张恰．2017．社康中心"院办院管"体制对分级诊疗的影响研究——以深圳市为例．深圳：深圳
大学．

张新宁，王子晨．2017．特朗普为何废除"奥巴马 医改计划"．理论建设，（2）：99-102.

张雪，杨柠溪．2015．英美分级诊疗实践及对我国的启示．医学与哲学，36（7）：78-81.

张智若．2008．青海省世界银行贷款基本卫生服务（卫生Ⅷ）项目评价研究．上海，复旦大学．

赵红艳，隋霞，梁铭会，等．2016．关于开展分级诊疗试点工作的实践和探索．中国医院，20（1）：
23-25.

赵琨．2016．卫生技术评估与卫生政策评价——理论与方法篇．北京：人民卫生出版社．

赵要军．2016．构建区域分级诊疗服务模式的理论探讨．医学与社会，29（10）：30-32.

甄诚．2017．北京市区域医疗联合体管理模式及其分级诊疗的效果分析．北京：首都医科大学．

郑英，李力，代涛．2016．我国部分地区分级诊疗政策实践的比较分析．中国卫生政策研究，
9（4）：1-8.

郑芸，农圣．2017．部分发达国家分级诊疗设计的政策启示．卫生经济研究，（12）：27-30.

周宏伟．2021．推进分级诊疗制度 优化医疗资源配置．中国机构改革与管理，（7）：51-52.

周丽涛，毛瑛．2005．医疗保险中医生的双重代理身份及其带来问题的研究．中国医学伦理学，
18（3）：56-58.

周良荣，怀银平，喻小倩，等．2016．博弈论视角下的医保定点医疗机构监管分析．14（3）：34-36.

朱坤，张小娟，朱大伟．2018．整合城乡居民基本医疗保险制度筹资政策分析——基于公平性视
角．中国卫生政策研究，11（3）：46-50.

朱韵雅. 2016. 广州市分级诊疗模式实践研究. 广州: 暨南大学.

Ajzen I. 1985. From intentions to actions: a theory of planned behavior//Kuhi J, Beckmann J. Action Control: From Congnition to Behavior. Berlin: Springer.

Alchian A A, Demsetz H. 1972. Production, information costs, and economic organization. The American Economic Review, 62 (5): 777-795.

Baker W E, Faulkner R R. 2002. Interorganizational Networks. Qxford: Blackwell.

Bennett C F. 1976. Analyzing Impacts of Extension Programs. Washington D C: Extension Service.

Burt R S. 1992. Structural Holes: The Social Structure of Competition. Cambridge: Harvard University Press.

Decie E L, Ryan R M. 2000. The 'what' and 'why' of goal pursuits: human needs and the self-determination of behavior. Psychological Inquiry, (11): 227-268.

Donabedian A. 2005. Evaluating the quality of medical care. The Milbank Quarterly, 83 (4): 691-729.

Enthoven A C. 1991. Internal market reform of the British national health service. Health Affairs, 10 (3): 60-70.

Gagné M, Deci E L. 2005. Self-determination theory and work motivation. Journal of Organizational Behavior, 26 (4): 331-362.

Gómez E J. 2008. A temporal analytical approach to decentralization: lessons for Brazil's health sector. Journal of Health Politics, Policy and Law, 33 (1): 53-91.

Grossman S J, Hart O. 1986. The costsand benefits of ownership: a thoery of verticaland later a lintegration. Journal of Political Economy, 94 (4): 691-719.

Ham C. 2001. Values and health policy: the case of Singapore. Journal of Health Politics, Policy and Law, 26 (4): 739-746.

Hansch H, Fleck E. 2006. New possibilities for communication between hospital cardiologists and general practitioners. Disease Management & Health Outcomes, 14: 19-22.

Hart O, Moore J. 2008. Contract sasreference points. Quarterly Journal of Economics, 123 (1): 1-48.

Hasson F, Keeney S, Mckenna H. 2000. Research guidelines for the Delphi survey technique. Journal of Advanced Nursing, 32 (4): 1008-1015.

Henke K D, Murray M A, Ade C. 1994. Care reform in Germany: Lessons for the United States. Health Affairs, 1994: 7-21.

Holmstrom B, Milgrom P. 1991. Multi-task principal-agent analyses: incentive contracts, asset ownership and job design. Journal of Law, Economics and Organization, (7): 24-52.

Hughes D, Leethongdee S. 2007. Universal coverage in the land of smiles: lessons from Thailand 's 30 Bath health reforms. Health Affairs, 26 (4): 999-1008.

Ikegami N. 2006. Should providers be allowed to extra bill for uncovered services? Debate, resolution, and sequel in Japan. Journal of Health Politics, Policy and Law, 31 (6): 1129-1149.

Kwon S, Reich M R. 2005. The changing process and politics of health policy in Korea. Journal of Health Politics, Policy and law, 30 (6): 1003-1025.

Lennox N G, Diggens J N, Ugoni A M. 1997. The general practice care of people with intellectual disability: barriers and solutions. Journal of Intellectual Disability Research, (41): 380-390.

Massaro T A, Wong Y N. 1995. Positive experience with medical savings accounts in Singapore.

Health Affairs，14（2）：276-272.

Petersen T. 1993. The economic of organizations：the principal-agent relationship. Acta Sociological，36：277-293.

Scott C. 2001. Pubilc and Private Roles in Health Care Systems. Walton：Open University Press.

Singh N. 2008. Decentralization and public delivery of health care services in India. Health Affairs，27（4）：991-1001.

Sirgy M J. 2002. Measuring corporate performance by building on the stakeholder model of business ethics. Journal of Business Ethics，35：401-414.

Stock S，Redaelli M，Lauterbach K W. 2006. The influence of the labor market on Germany health care reform. Health Affairs，25（4）：1143-1152.

Timmins N. 2010. Letter from Britain：across the pond，giant new waves of health reform. Health Affairs，29（12）：2138-2141.

WHO. 2007. Everybody' business：strengthening health systems to improve health outcomes. Geneva：WHO.

WHO. 2008. 2008 年世界卫生报告. https://www.who.int/whr/2008/zh/[2019-02-02].

WHO. 2016. 深化中国医药卫生医疗体制改革. http://www.alliedphysician.com/News/Articles/Index/1926[2019-02-02].

Wiener N. 1948. Cybernetics or control and communication in the animal and the machine. The bulletin of mathematical biophysics，11：145-147.

Wilkin D. 2002. Primary care budget holding in the United Kingdom national health service：learning from a decade of health service reform. The Medical Journal of Australia，176（11）：539-542.

World Health Organization. 2009. Systems Thinking for Health Systems Strengthening. Geneva：WHO Press.

Yang B M，Bae E Y，Kim J. 2008. Economic evaluation and pharmaceutical reimbursement reform in South Korea's national health insurance. Health Affairs，27（1）：22-23.

Yip W，Mahal A. 2008. The health care system of China and India：performance and future chanllenges. Health Affairs，27（4）：921-932.

附　　录

附录 1　市（县）域内医疗机构总体情况调查表

区域名称：_____　　行政区划代码：_____

域内共有医疗机构_____个，其中医院_____个，分别是_____，基层医疗机构_____个。

是否存在医共体：是□否□。若存在医共体，分别是_____年建成的_____个医共体。（补充情况说明：_____）

一、基本情况

1. 卫生资源配置

指标	指标含义	2013 年	2014 年	2015 年	2016 年	2017 年
基层医疗机构中级以上卫技人员数占比/%	地区当年基层医疗机构中级以上卫技人员数/地区当年中级以上卫技人员总数×100%					
基层医疗机构床位数占比/%	地区当年基层医疗机构床位数/地区当年床位总数×100%					

注：医院指二级及以上医疗机构，基层医疗机构指二级以下医疗机构

2. 卫生筹资

指标	指标含义	2013 年	2014 年	2015 年	2016 年	2017 年
基层医疗机构年投入在年卫生支出中占比/%	地区当年对基层医疗机构投入总额/地区年卫生支出总额×100%					
三大医保整合程度（是或否）	当年城职保、城居保和新农合三大保险整合情况					

3. 政策措施

指标	指标含义	2013 年	2014 年	2015 年	2016 年	2017 年
进修医生数量/人	当年域内所有下级医疗机构向上级医疗机构派出进修医生数量					
域内上级医院对下级医院开展技术培训次数/次	当年域内所有上级医院对下级医疗机构开展技术培训次数					
域内检验检查结果互认与否（是或否）	当年域内医疗机构间检验检查结果互认情况					
信息系统共享与否（是或否）	当年域内医疗机构间信息系统共享与否					

二、诊疗过程

1. 卫生服务提供（数量、质量）

指标	指标含义	2013 年	2014 年	2015 年	2016 年	2017 年
住院率/%	当年域内年住院人（次）数/区域总人口数×100%					
基层医疗机构年诊疗人次/人	当年域内基层医疗机构总诊疗人次					
三四级手术占比/%	当年域内二级及以上医疗机构三四级手术台数/当年域内二级及以上医疗机构开展手术总台数×100%					
技术性劳务占比/%	当年域内技术性劳务所得占总收入比例					
14 天再入院率/%	域内当年 14 天内再因同一诊断入院人次/入院总人次×100%					

2. 卫生服务效率

指标	指标含义	2013 年	2014 年	2015 年	2016 年	2017 年
每医生日负担床日数/个	月实际占用总床日数/执业（助理）医师人数/本月日历天数					
床位使用率/%	实际占用总床日数/实际开放总床日数×100%					

续表

指标	指标含义	2013 年	2014 年	2015 年	2016 年	2017 年
二级及以上医疗机构每医生日门诊量/人	二级及以上医疗机构月诊疗人次数/执业（助理）医师人数/本月日历天数					
基层医疗机构每医生日门诊量/人	基层医疗机构月诊疗人次数/执业（助理）医师人数/本月日历天数					

3. 卫生服务可及性

指标	2013 年	2014 年	2015 年	2016 年	2017 年
距离乡镇卫生院（社区卫生服务中心）最远的村的距离和到达时间					

4. 卫生收支

指标	指标含义	2013 年	2014 年	2015 年	2016 年	2017 年
医院收入/万元	域内医院年总收入额					
基层医疗机构收入/万元	域内基层医疗机构年收入总额					
医联体收支结余/万元	域内所有医联体年收支结余					

三、诊疗结果

指标	指标含义	2013 年	2014 年	2015 年	2016 年	2017 年
基层医疗卫生机构诊疗量占比/%	域内年基层医疗机构诊疗量/域内年总诊疗量×100%					
门诊域内就诊率/%	患者在域内年门诊就诊次数/患者年门诊总就诊次数×100%					
住院域内就诊率/%	患者在域内年住院次数/患者年总住院次数×100%					
向下转诊率/%	年域内向下转诊人次/域内年总转诊人次×100%					
上转患者回转率/%	域内年上转患者回转至下级医疗机构人次/域内年向上转诊总人次×100%					

指标	指标含义	2013 年	2014 年	2015 年	2016 年	2017 年
上转患者治愈率/%	域内年上转患者治愈人次/域内年向上转诊总人次×100%					
门诊次均费用	（门诊医疗收入＋门诊药品收入）/（总诊疗人次数＋健康检查人数）×100%					
次均住院费用	（住院医疗收入＋住院药品收入）/住院总人次数×100%					
自付比/%	患者住院费用中自己所支付金额/患者在域内全部住院费用×100%					
患者满意度/%						
医务人员满意度/%						

感谢卫健委的帮助！

国家卫健委体改司世界银行委托项目课题组

2019 年 1 月 8 日

附录2　分级诊疗医共体下属医疗机构患者调查表

您好！该问卷调查是为了解我市（县）分级诊疗实施情况，为更好地完善分级诊疗制度、推进我市（县）分级诊疗建设提供依据，以进一步为广大患者带来优质、高效、便捷的医疗服务。谢谢您的参与和配合！

1. 性别：_____A 男　B 女

2. 年龄：_____岁

3. 您的学历是？_____

A 初中及以下　　　　　　　B 中专/高中　　　　　　C 大专

D 本科　　　　　　　　　　E 研究生及以上

4. 您家几口人？_____人

5. 您家庭年收入：_____

A 5000 元以下　　　　　　 B 5000~1 万元　　　　　C 1 万~2 万元

D 2 万~5 万元　　　　　　 E 5 万元以上

6. 利用服务类型是_____A 门诊　B 住院

7. 就诊机构类型是_____A 县级医院　B 乡镇卫生院　C 社区卫生服务中心

8. 疾病名称：_____

9. 就诊来源：_____A 直接就诊（住院）　B 转诊

10. 本次就诊（住院）费用约_____元

11. 自己支付费用约_____元（上述两个问题，可以参考患者就诊记录）

12. 近一年内是否转诊（转院）过？_____A 是　B 否

13. 如转诊（转院），是什么类型：_____A 上转下　B 下转上　C 均有

14. 是否在医共体内转诊：_____A 是　B 否　或填写具体名称_____

15. 转诊原因：_____A 自己要求　B 医生建议　C 其他

16. 转诊模式：_____A 医生开转诊条　B 直接转诊　C 其他

17. 您对本次转诊的手续办理的方便程度满意吗？_____

A 非常满意　　　　　　　　B 比较满意　　　　　　　C 一般

D 不太满意　　　　　　　　E 很不满意

18. 您对转诊的等候时间满意吗？_____

A 非常满意　　　　　　　　B 比较满意　　　　　　　C 一般

D 不太满意　　　　　　　　E 很不满意

19. 医共体成立后，您看病方便程度的变化_____

A 大幅提高　　　　　　　　B 有所提高　　　　　　　C 无变化

D 略有降低　　　　　　　　E 大幅降低

20. 医共体成立后，您花费方面的变化_____

A 大幅提高　　　　　　　　B 有所提高　　　　　　　　C 无变化

D 略有降低　　　　　　　　E 大幅降低

21. 您是否了解分级诊疗政策？_____A 是　B 否

22. 若了解，通过何种途径？_____（可多选）

A 政府宣传　　　　　　　　B 社区宣传　　　　　　　　C 医院宣传

D 医务人员宣传　　　　　　E 互联网媒体

23. 通过双向转诊转院情况如何_____

A 很方便　　　　　　　　　B 比较方便　　　　　　　　C 感觉一般

D 不方便　　　　　　　　　E 没转过

（请简单描述下原因）

　　　　　　　　　　　　　　　填表日期　　　　年　　月　　日

附录3　分级诊疗医共体下属医疗机构医务人员调查表

　　您好！该问卷调查是为了了解我市（县）分级诊疗实施情况，为更好地完善分级诊疗制度、推进我市（县）分级诊疗建设提供依据。谢谢您的参与和配合！

　　本问卷属匿名填写，未标明多选则为单选，希望您如实填写以下信息。感谢您的参与和配合！

　　调查地点：　　省　　市　　县　　　　单位全称：

一、基本情况

　　1. 您的性别是：_____A 男　B 女

　　2. 年龄：_____岁

　　3. 职业：_____A 执业医师　B 执业助理医师　C 注册护士　D 药师

　　4. 您所在科室：_____A 内科　B 外科　C 中医科　D 妇产科　E 儿科 G 其他

　　5. 职称：_____A 无　B 初级　C 中级　D 副高及以上

　　6. 最终学历（指毕业证书的最高学历）：_____

　　A 高中或中专　　　　　　　B 大专　　　　　　　　C 本科

　　D 硕士研究生　　　　　　　E 博士研究生

　　7. 您参加工作的年限：_____年

　　8. 在本单位工作的年限：_____年

二、对分级诊疗的评价

　　1. 您是否了解医院和基层卫生机构之间签订合作协议、开展技术帮扶、层级转诊等分级诊疗的具体内容？_____

　　A 了解　　　　　　　　　　B 一般　　　　　　　　C 不了解

　　2. 您是否了解本医疗机构患者转诊到其他医疗机构的具体程序？_____

　　A 了解　　　　　　　　　　B 一般　　　　　　　　C 不了解

　　3. 您认为您所在的医疗机构是否在推进患者转诊到下级（或上级）医院的工作内容？_____

　　A 感觉明显　　　　　　　　B 一般　　　　　　　　C 感觉不明显

4. 与开展医院合作、技术帮扶、层级转诊等分级诊疗工作之前相比，您认为本医院发生变化的程度如何？_____

　　A 发生了明显变化　　　　B 感觉不明显　　　　　　C 没发生什么变化

5. 开展医院合作、技术帮扶、医疗机构间转诊患者等工作后，您认为主要发生了哪些方面的变化（可多选）？_____

　　A 远程会诊次数增多

　　B 域内上级医院对下级医院开展技术培训次数增多

　　C 建立了网络信息系统，实现信息共享

　　D 医疗设备检查结果互认

　　E 其他

6. 您是否到下级医院对其医生进行过培训或接受过上级医院培训？_____
A 是　B 否

7. 您觉得您所在医疗机构提供的进修或者培训机会：_____A 多　B 一般
C 少

8. 您是否向上级医院转诊过患者？_____A 是_____人每月　B 否

9. 您是否向下级医疗机构转诊过患者？_____A 是_____人每月　B 否

10. 您是否向同级（综合专科）医院转诊过患者？_____A 是_____人
每月　B 否

11. 您认为通过医院合作、技术帮扶、医院间转诊等工作，能缓解目前本医院存在的主要问题的程度如何？_____A 作用明显　B 只能解决一部分
C 没有作用

12. 您觉得本医院开展医院合作、技术帮扶、层级转诊等分级诊疗工作后您的工作状况改善的程度如何？_____A 改善较多　B 改善一般　C 改善少

13. 您认为可能影响工作改善的因素，排在前三位的是（请选择三项，根据主要程度依次填写）（1）_____（2）_____（3）_____

　　A 工作强度增大　　　　　　B 工作时间增长

　　C 职业风险增高　　　　　　D 收入未提高

　　E 职称晋升竞争更激烈　　　F 进修、培训机会较少

　　G 个人工作能力提高不大　　H 其他（请用文字注明）_____

14. 当前，您最希望得到进一步改善的是（可多选）：_____

　　A 个人收入、个人工作能力　　B 工作条件（职称晋升机会）

　　C 工作强度　　　　　　　　　D 进修、培训机会

　　E 获得更高学位　　　　　　　F 其他（请用文字注明）_____

15. 您认为医院之间签订合作协议、开展技术帮扶、层级转诊等分级诊疗的具体工作对推进本医疗机构发展的意义如何？＿＿＿＿＿＿＿＿＿

　　A 很大　　　　　　　　　B 比较大　　　　　　　　C 不是很大

　　　　　　　　　　　　　　填表日期　　　　年　　月　　日

附录4 安徽省卫健委领导访谈提纲

一、课题来源和名称

本书是依托国家卫健委体改司世界银行委托项目开展的"基于整合型医疗服务体系的分级诊疗政策效果评价研究",课题承担单位:首都医科大学卫生管理与教育学院。

二、研究背景

由于历史、体制、机制等原因,我国医疗领域存在资源分布欠均衡、服务效率待提高等现状。安徽省某市为打破县、乡、村医疗机构诊疗量差距较大的格局并最终构建县域内顺畅的分级诊疗体系,做出了建设医疗服务共同体的探索,获得好评。安徽省某市的案例研究对于探索适合在我国推行的分级诊疗模式具有重要意义。

三、访谈目的

了解安徽省尤其是安徽省某市分级诊疗推进现状、政策措施、遇到的难点和发展愿景等,为其他地区推进分级诊疗提供经验。

四、访谈内容

1. 近年来安徽省分级诊疗总体建设情况:
(1)目前省内推进分级诊疗的主要模式有哪些?
(2)上述模式有哪些涉及资源整合?
(3)取得的效果如何?(强基层,转诊,资源整合)
2. 安徽省卫健委对分级诊疗的建设有哪些宏观指导?宏观指导中有哪些具体的绩效考核和监管手段?
3. 安徽省内推进分级诊疗有哪些配套制度建设?(如财政投入、医保制度、居民签约制度)
4. 目前分级诊疗推进的主要难点和未来发展趋势是什么?
5. 近年医改新政策对分级诊疗建设有哪些影响?
(1)鼓励公立医疗机构与民营医疗机构合作?

（2）公立医院去政化改革？

（3）完善公立医院法人治理结构？

（4）分级诊疗制度及全科医生队伍建设？

（5）医保支付方式改革？

（6）现代管理制度建设？

五、承诺

我们将严格按照约定，对谈话内容按照被访者的意见，选择不发表，或写入内部报告，或不指名发表。

附录 5　安徽省某市卫健委领导访谈提纲

一、课题来源和名称

本书是依托国家卫健委体改司世界银行委托项目开展的"基于整合型医疗服务体系的分级诊疗政策效果评价研究",课题承担单位:首都医科大学卫生管理与教育学院。

二、研究背景

由于历史、体制、机制等原因,我国医疗领域存在资源分布欠均衡、服务效率待提高等现状。安徽省某市为打破县、乡、村医疗机构诊疗量差距较大的格局并最终构建县域内顺畅的分级诊疗体系,做出了建设医疗服务共同体的探索,获得好评。安徽省某市的案例研究对于探索适合在我国推行的分级诊疗模式具有重要意义。

三、访谈目的

了解安徽省尤其是安徽省某市分级诊疗推进现状、政策措施、遇到的难点和发展愿景等,为其他地区推进分级诊疗提供经验。

四、访谈内容

1. 安徽省某市分级诊疗的建设经历了怎样的历程?

2. 安徽省某市分级诊疗的推进模式是怎样的?

3. 安徽省某市 2015 年成立的三家医共体总体建设情况如何?

4. 从市卫健委层面对推动分级诊疗制定了哪些配套制度?

(1)双向转诊制度?

(2)财政保障政策?

(3)医务人员聘用、考核、培训等制度?

(4)基本药物制度?

(5)其他制度?

5. 配套管理、考核制度的实施效果如何?

(1)双向转诊制度?

（2）财政保障政策？

（3）医务人员聘用、考核、培训等制度？

（4）基本药物制度？

（5）其他制度？

6. 安徽省某市卫健委在开展分级诊疗过程中的角色定位是什么？

7. 安徽省某市分级诊疗推进过程中遇到的主要难点在哪？

8. 对安徽省某市分级诊疗未来的发展有何期望？

五、承诺

我们将严格按照约定，对谈话内容按照被访者的意见，选择不发表，或写入内部报告，或不指名发表。

附录6　安徽省某市医共体负责人访谈提纲

一、课题来源和名称

本书是依托国家卫健委体改司世界银行委托项目开展的"基于整合型医疗服务体系的分级诊疗政策效果评价研究"，课题承担单位：首都医科大学卫生管理与教育学院。

二、研究背景

由于历史、体制、机制等原因，我国医疗领域存在资源分布欠均衡、服务效率待提高等现状。安徽省某市为打破县、乡、村医疗机构诊疗量差距较大的格局并最终构建县域内顺畅的分级诊疗体系，做出了建设医疗服务共同体的探索，获得好评。安徽省某市的案例研究对于探索适合在我国推行的分级诊疗模式具有重要意义。

三、访谈目的

了解安徽省尤其是安徽省某市分级诊疗推进现状、政策措施、遇到的难点和发展愿景等，为其他地区推进分级诊疗提供经验。

四、访谈内容

1. 医共体成立的原因、目的及发展历程是什么？
2. 医共体的组织架构和治理结构是什么？
（1）成员构成及成员间链接纽带是什么？
（2）医共体的领导机构是什么，层级设置，人员构成，各层级的职责与相互关系是什么？
（3）牵头医院与成员医疗机构有哪些合作与共享机制？（财务管理与经费支持、人员编制与薪酬、调配与培训、后勤保障与药品集中采购，双向转诊与社区首诊、质量控制、品牌效应等）
（4）财政投入情况如何？
（5）医共体内是否设有内部监管机构，其职责是怎样的？
3. 近年医共体发展取得的成效有哪些？

4. 今年医共体发展遇到的障碍有哪些？

5. 医共体建设对分级诊疗的推行有何助益或影响？

6. 在实际开展分级诊疗时，资源共享、基层首诊、双向转诊、质量监管是如何完成的？

7. 安徽省某市未来分级诊疗和医共体发展趋势是怎样的？

五、承诺

我们将严格按照约定，对谈话内容按照被访者的意见，选择不发表，或写入内部报告，或不指名发表。

附录7　安徽省某市两家医共体管理人员访谈提纲

一、课题来源和名称

本书是依托国家卫健委体改司世界银行委托项目开展的"基于整合型医疗服务体系的分级诊疗政策效果评价研究"，课题承担单位：首都医科大学卫生管理与教育学院。

二、研究背景

由于历史、体制、机制等原因，我国医疗领域存在资源分布欠均衡、服务效率待提高等现状。安徽省某市为打破县、乡、村医疗机构诊疗量差距较大的格局并最终构建县域内顺畅的分级诊疗体系，做出了建设医疗服务共同体的探索，获得好评。安徽省某市的案例研究对于探索适合在我国推行的分级诊疗模式具有重要意义。

三、访谈目的

了解安徽省尤其是安徽省某市分级诊疗推进现状、政策措施、遇到的难点和发展愿景等，为其他地区推进分级诊疗提供经验。

四、访谈内容

1. 财务管理

（1）医共体账户设在何处？是否独立？
（2）账户的管理机构是什么？是如何进行管理的？
（3）对于账户管理机构是否有监督或约束机制？
（4）牵头医院对其医共体内基层医疗机构拨款依据是什么？
（5）医保对牵头医院和余医疗机构的支付方式是怎样的？
（6）牵头医院对医共体的人、财、物的管理有什么样的权利？

2. 人员管理

（1）医共体工作人员中，近三年公开招聘和医院指派去基层医疗机构的人员各占多少？

（2）人员工资分配制度是怎样的？是否有明确的考核标准？标准是哪里制定的？

（3）在编人员中，牵头医院员工与基层医疗机构员工工资分配方式是否相同？

3. 采购管理

（1）医共体的药品及医疗器械是如何采购的？

（2）医共体是否开展集中送检项目？

4. 社区首诊与双向转诊

首诊制：

（1）是否与社会医疗保险签订社区首诊合约？与哪几种保险签订了合约？

（2）有哪些促进基层首诊的政策？

双向转诊：医院是否和基层医疗机构签订了转诊合约？什么方式转诊？

5. 质量管理

（1）是否会对医共体医疗质量进行检查？频率如何？如何做？

（2）如何对医共体公共卫生服务开展情况进行考核？

（3）如何运用绩效考核？

（4）提高医疗质量还有什么方式？

6. 民主监督

（1）是否存在第三方监督？

（2）监督的主体、客体和内容是什么？

（3）监督的方式有哪些？

五、承诺

我们将严格按照约定，对谈话内容按照被访者的意见，选择不发表，或写入内部报告，或不指名发表。

附录8　安徽省某市医保负责人访谈提纲

一、课题来源和名称

本书是依托国家卫健委体改司世界银行委托项目开展的"基于整合型医疗服务体系的分级诊疗政策效果评价研究"，课题承担单位：首都医科大学卫生管理与教育学院。

二、研究背景

由于历史、体制、机制等原因，我国医疗领域存在资源分布欠均衡、服务效率待提高等现状。安徽省某市为打破县、乡、村医疗机构诊疗量差距较大的格局并最终构建县域内顺畅的分级诊疗体系，做出了建设医疗服务共同体的探索，获得好评。安徽省某市的案例研究对于探索适合在我国推行的分级诊疗模式具有重要意义。

三、访谈目的

了解安徽省尤其是安徽省某市分级诊疗推进现状、政策措施、遇到的难点和发展愿景等，为其他地区推进分级诊疗提供经验。

四、访谈内容

1. 安徽省某市医保筹资方式是什么？
2. 全市现有医保种类有哪些？各分属哪个部门管理？还是合并管理？
3. 若近几年存在合并，何时哪些医保进行了合并？
4. 医保基金管理的变化和医共体建立的关系。
5. 安徽省某市医保的预付制、按人头付费、按病种付费和按临床路径管理的具体含义和操作流程是什么？
6. 安徽省某市域外就医医保报销情况如何？不同层级医保报销情况差异是什么？
7. 安徽省某市医保管理面临什么问题和对未来有什么发展期望？

五、承诺

我们将严格按照约定，对谈话内容按照被访者的意见，选择不发表，或写入内部报告，或不指名发表。